常见病症古代名家医案选评丛书

总主编　盛增秀

盛增秀全国名老中医药专家传承工作室

组织编写

瘟疫医案专辑

盛增秀　编撰

人民卫生出版社

图书在版编目（CIP）数据

瘟疫医案专辑/盛增秀编撰.—北京:人民卫生出版社,2017
（常见病症古代名家医案选评丛书）
ISBN 978-7-117-24913-3

Ⅰ.①瘟… Ⅱ.①盛… Ⅲ.①瘟疫-中医治疗法-医案-汇编 Ⅳ.①R254.3

中国版本图书馆 CIP 数据核字（2017）第 184177 号

| 人卫智网 | www.ipmph.com | 医学教育、学术、考试、健康，购书智慧智能综合服务平台 |
| 人卫官网 | www.pmph.com | 人卫官方资讯发布平台 |

瘟疫医案专辑

编　　撰：盛增秀
出版发行：人民卫生出版社（中继线 010-59780011）
地　　址：北京市朝阳区潘家园南里 19 号
邮　　编：100021
E - mail：pmph @ pmph. com
购书热线：010-59787592　010-59787584　010-65264830
印　　刷：北京铭成印刷有限公司
经　　销：新华书店
开　　本：850×1168　1/32　印张：10
字　　数：162 千字
版　　次：2017 年 8 月第 1 版　2017 年 8 月第 1 版第 1 次印刷
标准书号：ISBN 978-7-117-24913-3/R・24914
定　　价：32.00 元

打击盗版举报电话：010-59787491　E-mail：WQ @ pmph. com
（凡属印装质量问题请与本社市场营销中心联系退换）

常见病症古代名家医案选评
丛书编委会

总　主　编　　盛增秀

副总主编　　王　英　　竹剑平　　江凌圳

编　　　委（以姓氏笔画为序）

　　　　　　　王　英　　白　钰　　冯丹丹

　　　　　　　朱杭溢　　竹剑平　　庄爱文

　　　　　　　江凌圳　　李荣群　　李晓寅

　　　　　　　沈钦荣　　陈永灿　　高晶晶

　　　　　　　盛增秀

学术秘书　　庄爱文

本案由本书编委、知名书法专家沈钦荣题录

总　序

近代国学大师章太炎尝谓："中医之成绩，医案最著。欲求前人之经验心得，医案最有线索可寻，循此钻研，事半功倍。"清代医家周学海也曾说过："宋以后医书，唯医案最好看，不似注释古书之多穿凿也。每部医案中，必有一生最得力处，潜心研究，最能汲取众家之所长。"的确，医案是历代医家活生生的临证记录，最能反映各医家的临床宝贵经验，堪称浩瀚祖国医学文献中的宝中之宝，对临证很有指导意义和实用价值。如清代温病学大家吴鞠通所撰《温病条辨》，他将散见于叶天士《临证指南医案》中有关温病的理、法、方、药和经验，列成条文的形式，汇入该书之中。据不完全统计，《温病条辨》从《临证指南医案》的处方或加以化裁的约90余方，如桑菊饮、清宫汤、三香汤、椒梅汤等均是。举此一端，足见前人医案对后世影响之深远。众所周知，中医有关医案的文献资料极其丰富多彩，其中不乏医案专著，但自古迄今，国内尚缺乏一套集常见病症古代名家医案于一体并加以评议发挥的系列丛书，因而给查阅和临床参考应用带来不便，以致传统医案精华未能得到充分利用。有鉴于此，我们在深入调研、广搜文献资料基础上，精选清末（1911 年）以前（个别是清末民初）名家的医案，并加以评议，编写了一套《常见病症古代名家医案选评丛书》。

本套系列丛书，以每一病症为一单元而编成专辑，包括中风、眩晕、泄泻、肿胀、瘟疫、咳嗽、哮喘、不寐、痹证、胃脘痛、惊悸、黄疸、胸痹、头痛、郁证 15 个专辑，堪称鸿篇巨制，蔚为大观。

本丛书体例以病症为纲，将名家医案分类后归入相应专辑，每案注明出处，"评议"务求客观准确，且融以编者的心得体会和临床经验，着力阐发辨证施治要点，辨异同，明常变，有分析，有归纳，使人一目了然，从中得到启发。

丛书由全国名老中医药专家盛增秀任主编。所在单位浙江省中医药研究院系浙江省中医药文化重点学科建设单位，又是国家中医药管理局中医文献学重点学科建设单位。大多数编写人员均长期从事文献整理研究工作，既往对古代医案的整理研究已取得了较大成绩，曾出版《重订王孟英医案》《赤厓医案评注》等书，受到读者欢迎。

本丛书具有以下几个特点：

一是本着"少而精"的原则，主要选择内科临床常见病症予以编写，这样能突出重点，实用性强。

二是本书是系列丛书，每一病症单独成册（专辑），读者既可购置全套，又可根据需求选购一册。

三是全书每则医案加"评议"，有分析，有发挥，体现出继承中有发扬，整理中见提高。

医案在很大程度上反映一个医生的技术水平和治学态度。时下，不少医生书写医案粗枝大叶，不讲究理、法、方、药的完整性和一致性。更有甚者，有些医生处方东拼西凑，喜欢开大方、开贵重药品，有失配伍法度。本丛书所选名家医案，对读者临证书写医案有重要的指导和借鉴作用，有利于提高诊疗能力和学术水平。此外，也为教学、科研和新药的开发提供珍贵的参考文献。

限于水平，书中缺点和不足之处在所难免，祈求读者指正。

盛增秀全国名老中医药专家传承工作室

2017 年 1 月

前　言

  中医治疫，源远流长，回顾中医药学的发展历史，从某种意义上来说，她也是一部与疫病作斗争的历史，历代医家治疗疫病的经验，集中体现在其医案著述之中。当今，诸如传染性非典型肺炎（SARS）、人禽流感、手足口病等疫病时有流行，严重威胁人民生命健康。有鉴于此，笔者本着"少而精"的原则，从众多的古代治疫医案中，选择其中典型案例，一般是理法方药合拍，效果较为显著，对今天临床颇有启示和借鉴作用者，计190余则。兹将编写中的有关问题，概述如下：

  一、每则医案的标题系编者所加，系针对该案的病种、病因、病机和治法等，加以提炼而成，旨在提挈其要领，突出其特色，起到提示作用。

  二、每案先录原文，并标明出处。根据笔者的学习心得，结合临床体会，对该案进行评议，力求评析精当，旨在阐发辨证施治要点和处方用药的特色，辨异同，明常变，有分析，有归纳，使人一目了然，从中得到启迪。

三、对少数难读难解的字和词予以注释。注音标出该字的拼音，如拽（yè）等，解释力求准确妥帖，文字简洁明白，避免烦琐稽考和引证，一般只注首见处，复出者恕不再注。

四、古案中有些药物如犀角、金汁等现已禁用或不用，读者可酌情寻求代用品，活泼泼地予以变通为是。

五、由于所辑医案时代跨度较大，其作者生活的地点亦不相同，因此对于同一药物，称谓不甚统一，为保存古书原貌，不便用现代规范的药名律齐。

六、文末附笔者近年所撰论文4篇，主要是本人学习和应用中医瘟疫学说的心得经验，希冀帮助读者对疫病医案的理解，并提出个人若干建设性的意见，如建议加强对治疫名方的研究开发等，以供有关方面参考。

诚然，笔者在编撰本书时花了很多精力，力求保证书稿的质量，但限于水平，书中缺点和不足之处在所难免，敬请读者指正。

盛增秀

2017 年 1 月

目 录

🏮 疫兼两感案 🏮

一人年弱冠时，房劳后忽洒洒恶寒，自汗发热，头背胃脘皆痛，唇赤、舌强、呕吐，眼胞青色。医投补中益气，下午谵语，恶热，小便长。初日脉皆细弱而数，次日脉则浮弦而数，医以手按脐下痛。议欲之下，遣书来问。

予曰：疫也。疫兼两感，内伤重，外感轻耳。脐下痛者，肾水亏也。若用利药，是杀之也。古人云疫有补、有降、有散，兹宜合补降二法以治。用清暑益气汤，除苍术、泽泻、五味，加生地、黄芩、石膏，服十余帖而安。（《石山医案》）

🏮【评议】 本例房劳后感受疫邪而病，实属两感之证，与伤寒太阳、少阴两感之麻黄附子细辛汤证病机有类似之处。成无己尝谓："表里俱病者谓之两感"。汪氏辨证为"疫兼两感，内伤重，外感轻"，故遵朱丹溪"治（疫）有三法：宜补、宜散、宜降"之训，主张表里两顾，标本兼治，方取东垣清暑益气汤加减，扶正祛邪结合，故获捷效。

🏮 以水济火案 🏮

成化二十一年，新野疫疠大作，死者无虚日。邻人樊滋夫妇，卧床数日矣。余自学来，闻其家人如杀羊声，不暇去衣巾，急往视之。见数人用棉被覆其妇，床下致火一盆，令出汗，其妇面赤声哑，几绝。余叱曰：急放手，不然死矣。众犹不从，乃强拽①去被，其妇跃起，倚壁坐，口不能言。问曰：饮凉水否？颔之。与水一碗，一饮而尽，始能言。又索水，仍与之，饮毕，汗出如洗，明日愈。或问其故，曰：彼发热数日，且不饮食，肠中枯涸矣。以火蒸之，速死而已，何得有汗？今因其热极，投之以水，所谓水火既济也，得无汗乎？观以火燃枯鼎，虽赤而气不升，注之以水，则气自来矣。遇此等症者，不可不知。（《名医类案》）

【评议】《伤寒论》对风温误用火劫而引起变证，曾有明确记述："若被火者，微发黄色，剧则如惊痫，时瘛疭，若火熏之，一逆尚引日，再逆促命期。"本例罹患瘟疫，以火迫出汗，致津液枯涸，病情濒危，所幸医者救误得当，令其频频饮水，乃得津回汗出而愈，此水火既济之道也，对临床颇有启发。

瘟疫结胸三合汤获愈案

虞恒德治一妇，年二十九，三月间患瘟疫证，病

---

① 拽（yè）：用力拉。

三日经水适来，发热愈甚，至七八日病剧，胸中气筑作痛，莫能卧。众医技穷，入夜迎翁治。病者以棉花袋盛，托背而坐于床，令婢磨胸不息，六脉俱微，数极而无伦次，又若虾游状。翁问曰：恐下早成结胸耳。主人曰：未也。翁曰：三日而经水行，致中气虚，与下同。乃用黄龙汤（人参、大黄、枳实、厚朴、甘草）、四物汤（川芎、当归、白芍、熟地）、小陷胸汤（川连、枳实、蒌仁），共为一剂，加姜、枣煎服。主人曰：此药何名？虞曰：三合汤也。一服而诸症悉减，遂能卧，再服热退，而病全安愈。又因食粥太多而病复热，又作内伤处治，而用补中益气汤出入加减，调理而愈。（《名医类案》）

⚫【评议】《伤寒论》有"结胸"之病证，多因太阳病攻下太早，致表热内陷与胸中原有之水饮（或痰饮）互结而成，并据其病情之轻重，有小结胸、大结胸之分。本例病疫三日经水适来，使发热愈甚，至七八日出现胸中筑痛，虞氏匠心独运地认为"三日而经水行，致中气虚，与下同"，遂诊为结胸证。治用黄龙汤、四物汤、小陷胸汤合化，补泻兼施，服二剂而"病全安愈"。虞氏用心之巧，奏效之妙，堪称活用《伤寒论》之典范，令人叹服。

阳明热炽用清热解毒验案

江应宿治陈氏子，年十七岁，患疫，大渴大热，头痛如破，泄泻频数，六脉洪大。与三黄石膏汤，日进三服，石膏加至一两，三日而愈。（《名医类案》）

【评议】 温热疫毒传入气分，阳明热炽，故见大渴大热，脉洪大诸症。方用三黄石膏汤，意在清邪热、解疫毒，其中石膏剂量独重，乃着力清透气分热毒故也。

时疫误禁饮食案

万历十六年，南都大疫，死者甚众。余寓鸡鸣僧舍，主僧患疫十余日，更数医，皆云禁饮食，虽米饮不容下咽。病者饥甚，哀苦索食。余曰：夺食则愈，虽有是说，此指内伤饮食者言耳。谚云饿不死伤寒，乃邪热不杀谷，虽不能食，亦不致死。《经》云安谷则生，况病夹内伤不足之证，禁食不与，是虚其虚，安得不死？强与稀粥，但不使充量，进补中益气汤而愈。若此类者甚众，余未尝禁饮食，而活者不少。每见都城诸公，但说风寒二字，不辨有无内伤虚实，一例禁绝饮食。有二十余日邪气已尽，米饮尚不容入

口，而饿死者何限？表而出之，以为习俗之戒。(《名医类案》)

● 【评议】 饮食之宜忌，在疾病的治疗和护理上，确有重要的意义，但必须根据病情制宜，未可一概禁绝饮食。本例患疫病，夹内伤不足，胃气本虚，前医强夺其食，犯虚虚之戒，病必转剧，所幸后医明察，进以糜粥，并投补中益气汤扶正祛邪，始得转危为安。

大头天行验方活人甚众案

泰和二年四月，民多疫疠，初觉憎寒，壮热体重，次传头面肿盛，目不能开，上喘，咽喉不利，症凶极。舌干口燥。俗云大头伤寒，诸药难治，莫能愈，渐至笃。东垣曰：身半以上，天之气也。邪热客于心肺之间，上攻头面而为肿耳。乃以芩、连各半两酒炒，人参、陈皮、甘草、元参各二钱，连翘、板蓝根败毒行瘀、马勃、鼠黏子各一钱，白僵蚕炒、升麻各七分，柴胡五分，桔梗三分，配方之妙，非后贤所自拟议。为细末，半用汤调，时时服之，心肺为近，小制则服。半用蜜丸噙化，服法妙。服尽良愈，活者甚众，时人皆曰天方，谓天仙所制也。或加防风、川芎、薄

荷、归身，细切五钱，水煎，时时稍热服之。如大便燥结，加酒蒸大黄一二钱以利之；肿势甚者，砭针刺。（《名医类案》）

◉【评议】 本案既是疫病流行史料，又是治疫验案验方。时人称"天方"，即是普济消毒饮子。是方出《东垣试效方》，专治大头瘟，古今应用甚广，疗效显著。查考古籍，援引本方者众多，如《济阳纲目》《证治准绳》《万病回春》《保命歌括》等皆载之。《医方考》对本方的方义，说得甚为清晰："芩、连苦寒，用之以泻心肺之火；而连翘、玄参、板蓝根、鼠黏子、马勃、僵蚕，皆清喉利膈之物也；缓以甘草之国老，载以桔梗之舟楫，则诸药浮而不沉；升麻升气于右，柴胡升气于左，清阳升于高巅，则浊邪不得复居其位。经曰：邪之所凑，其气必虚。故用人参以补虚。而陈皮者，所以利其壅滞之气也。"

值得提出的是，吴鞠通《温病条辨》对本方进行化裁，制普济消毒饮去升麻柴胡黄芩黄连方，主治"温毒咽痛喉肿，耳前耳后肿，颊肿，面正赤，或喉不痛，但外肿，甚则耳聋，俗名大头瘟、虾蟆瘟者。"可备一格。

🌸 时毒头面项喉俱肿案 🌸

橘泉翁治一人，病头面项喉俱肿大，恶寒，医疑有异疮。翁曰：非也。此所谓时毒似伤寒者，丹溪曰五日不治杀人。急和败毒散加连翘、牛蒡子、大黄下之，三日愈。（《名医类案》）

🌸【评议】　本例酷似古医籍所载之"大头瘟"，又名大头风、大头伤寒，究其病因，多由时行风热邪毒侵犯人体高巅所致。其主要临床表现为头面肿大，憎寒壮热，两目红赤，咽喉不利等。治法当以疏风清热解毒为主，败毒散加连翘、牛蒡、大黄正合此意，故奏效迅捷。

🌸 大头瘟针药并施案 🌸

罗谦甫治中书右丞姚公茂，六旬有七，宿有时毒，至元戊辰春，因酒再发。头面耳肿而疼，耳前后肿尤甚，胸中烦闷，咽嗌不利，身半以下皆寒，足胫尤甚，热壅于上。由是以床相接作炕，身半以上卧于床，身半以下卧于炕，饮食减少，精神困倦而体痛，命罗治之。诊得脉浮数，按之弦细，上热下寒明矣若以虚治则误。《内经》云：热胜则肿。又曰：春气者病在头。《难经》云：畜则肿热，砭射之也。盖取其易散故也。急则治标。遂于肿上约五十余刺，其血紫黑如露珠之状，顷时肿痛消散。治上热。又于气海中大艾炷灸百壮。灸法佳。乃助下焦阳虚，退其阴寒；次于三里二穴，各灸三七壮，治足胻冷，亦引导热气下行故也。治下寒。遂处一方，名曰既济解毒汤，以热者寒之。然病有高下，治有远近，无越其制度。以黄芩、黄连苦寒，酒制炒，亦为引用，以泻其上热以为君；桔梗、甘草辛甘温，上升，佐诸苦药，以治其热；柴胡、升麻苦平，味之薄者，阴中之阳，散发上热，以为臣；连翘苦辛平，以散结消肿；当归辛温，和血止痛；酒煨大黄苦寒，引苦性上行至巅，驱热而下，以为使。投剂之后，肿消痛减，大便利。再服减大黄，慎言语，节饮食，不旬日良①愈。（《名医类案》）

✿【评议】　本例为大头瘟，治以针药并施，病灶处针刺出血，乃放邪出路之妙法。内服药以普济消毒饮化裁，亦甚熨帖，尤其加大黄一药，导热毒下泄，使邪有去路，故获效更捷。

①　良：确。

大头风误治变证得救案

江篁南治给事中游让溪，嘉靖壬字正月，忽感大头风症，始自颈肿。时师以为外感而误表之，继以为内伤而误补之。面发赤，三阳俱肿，头顶如裂，身多汗，寐则谵语，绵延三日，喘咳势急。其亲汪子际以竹茹橘皮汤，继以川芎茶调散合白虎汤去人参，服一剂而减。次日用前方，去寒峻药，至晚渐定，耳轮发水泡数个，余肿渐消，独耳后及左颊久不散。又次日，以当归六黄汤为主，加散毒之药。延及二旬，顶巅有块如鸡子大，突起未平，及面颊余肿未消，时时头疼，大便稀溏。时二月中旬，江至，诊得左脉浮小而驶①，右浮大近快，有勃勃之势。江按脉证，当从火治，以生黄芪八分，白术、薏苡各一钱半，茯苓、片芩各八分，生甘草三分，煎，加童便服。次日脉稍平，然两颊尚赤，早间或觉头痛，盖余火未全杀也，黄芪加作一钱二分，薏苡加作二钱，顶块渐消。以后加生芪二钱，更饮绿豆汤、童溲，五剂而愈。（《名医类案》）

⊛ 【评议】 大头瘟误治后毒势更张，症情增剧，

---

① 驶：马行速。引申为迅捷。这里指脉速。

迭进祛风清热解毒之剂，邪势稍杀，症有改善，但余毒缠绵，症未全消。江氏接治，标本兼顾，药以生芪、茯苓、薏苡等益气托毒，复加童溲、绿豆清热解毒，竟获痊愈。

大头瘟人事不省案

张孝廉后渠，丁年，患大头疫。头大如斗，不见项，唇垂及乳，色如紫肝，昏愦不知人事。见者骇而走，其年疫甚疠，人畏传染，致废吊①庆。张与考功公子，同受《春秋》于会稽陶春源所，陶邀予诊之。其脉皆浮弦而数，初以柴胡一两，黄芩、玄参各三钱，薄荷、连翘、葛根各二钱，甘草一钱。服三剂，寒热退，弦脉减，但洪大。予知其传于阳明也。改以贯众一两，葛根、天花粉各三钱，甘草一钱，黑豆四十九粒。一剂，肿消其半，再剂，全消。浆粒不入口者二十一日，再与小柴胡汤，两剂服之，始纳干糕如指者二条，次日进粥，而渐平矣。丁酉秋闱②报捷。（《孙文垣医案》）

【评议】 此大头瘟之证也。李东垣治此有普济

---

① 吊：哀悼死者；慰问丧家或遭遇不幸者。
② 闱（wéi）：旧称试院为闱。

消毒饮之制，临床历验不爽。反观本例之治法，首诊方以小柴胡汤合连翘、元参之属，复诊更突出清热解毒，治法虽不能说不对，但用药尚欠贴切，不若以普济消毒饮投之，似更的对。

大头瘟重证案

金溪令净涵臧公尊堂太夫人，以季春眉寿[①]，连看戏文二十余本，且多食鱼腥虾蟹，偶发寒热，三日不退，第四日，左耳前后及颊车皆红肿，第五日，右边亦肿，第六日，肿及满头，红大如斗，眼合无缝，昏愦不知人事，谵语若有邪祟，粒米不进者八日，举家惊惶，逆[②]予为治。诊其脉六部皆洪长而数，予曰：此大头疫也。即以贯众、石膏各六钱，柴胡、葛根各三钱，赤芍药、天花粉各二钱，甘草一钱，黑豆四十九粒，水煎服之，日进二帖，脉始减半。第九日，方进粥饮半盅。前药除石膏，又四帖而安。是役也，人皆为予危之，谓八十之尊年，八日之绝粒，头大如斗，体热如燔炭，昏愦谵语，乃不去而治，何冥[③]行不知止如此。而其婿闵怀海亦言病势如此，吾心亦危

---

① 眉寿：长寿。用为祝寿之词。

② 逆：迎；接。

③ 冥：不明事理，愚昧之意。

疑，见先生安闲而甘寝食，赖以少慰。予曰：此疾为阳明、少阳二经热壅而然。夫阳明多气多血之经也，以高年故不敢用硝黄，惟投以轻清解散之剂，使因微汗而解。症脉相对，虽重可生。假如人言以高年病危而弃不治，岂惟非医之存心，于病家相托之意亦孤矣，可乎哉！（《孙文垣医案》）

● 【评议】 此乃大头瘟之重证。李东垣治本病曾创制普济消毒饮，疗效卓著，后世广为应用。本例所用方药别具一格，可资借鉴，尤其方中贯众一药，现代研究证实有抗病毒作用，用于本病，十分熨帖。

🌸 协热下利案 🌸

有老妓金姓者，其嫂三月患头痛，身热，口渴，水泻不止，身重不能反侧，日渐昏沉，耳聋眼合，梦多乱语。嘉秀医者，历试不效，视为必死。予适吴江归，便道过樯李，访南溪、吉泉二兄。吉泉兄以是症见询，且言诸医有以补中益气汤进者，有以附子理中汤进者，二药已煎成未服，幸弟至，乞为诊之。六脉洪大，观其色内红外黑，口唇干燥，舌心黑苔，不知人事。予曰：此疫症也，法当清解。急以小白汤进之，犹可生也，若附子理中汤，杀之耳，安可用？南溪兄问：小白何汤也？予曰：小柴胡、白虎汤，合而一之是也。南溪兄谓：泄泻昏沉如此，恐石膏不可用也。予曰：此挟热下利，但使清阳上升，则泻止热退，而神气自清也。服讫，夜半神气苏醒，惟小水不利，热渴不退。予思仲景法谓，渴而身热不退，小便不利者，当利其小便。乃以辰砂六一散一两，灯心汤调服之，两帖而瘥。南溪兄曰：死生信乎命也，弟顷刻不至，必服理中汤，此妇不为泉下人哉！（《孙文垣医案》

❀【评议】 治疫病而采用《伤寒论》之理、法、方、药而获效，足见仲景六经辨治非独伤寒（狭义）宜之，而温病瘟疫，亦可师法也。

❀ 时疫泻利案 ❀

张净宇文学，发热腹痛，泄泻口渴，呕吐不止。时师有认寒者，有认热者，有认伤食者。予至诊之曰：此时疫泻也。以二陈汤倍白术，加青蒿、葛根、酒芩、白芍药、猪苓、泽泻、滑石，一剂而安。（《孙文垣医案》）

❀【评议】 此时疫泄泻，病因为湿热疫毒，证属协热下利，故方用二陈、葛根芩连、五苓合化，解表清里，渗利小便而获捷效。

🌸 湿热疫验案 🌸

一仆发热头疼，口渴，腹疼，小便赤，大便泻，日夜不睡者六日。予诊之曰：据脉，汗后浮数，热尚不减，乃疫症也。以滑石三钱，青蒿、葛根、白芷、片芩各一钱半，炙甘草、升麻各五分，一帖即得睡，热减大半，头痛全除。惟小水赤，头晕，脚膝无力。此病后血虚之故。以四物汤加青蒿、酒芩、薏苡仁，服之而安。（《孙文垣医案》）

🌼【评议】 据本例临床表现，乃表里俱病，属湿热疫无疑，溲赤、便泄是其征也。故方中青蒿、葛根、白芷、升麻清解表邪；片芩苦寒清热；滑石、薏苡仁淡渗利湿。合之共奏解表清热利湿之功效。

🌸 表里俱热案 🌸

一仆病与前类，而身如火烁，头痛如破，大便不泻，小水赤，口渴，鼻干，不得眠，胸膈膨胀，腹饥不能食，六脉弦而数。用竹叶石膏汤，加知母、枳壳、白芷、葛根，大加青蒿，一帖而热痛减半，胸膈亦宽。惟口渴，小水短涩，睡卧不安，又与化瘟丹三钱，井水化下，渴止，稍得睡，头晕脚软，喘急。与四物汤加青蒿、酒芩、薏苡仁、木瓜，服之全安。（《孙文垣医案》）

●【评议】 初诊表里俱热，故用竹叶石膏汤加味解表清里并施；次诊表解热势已减，惟内热未清，故以化瘟丹清泄里热，三诊营血已伤，余热未净，筋脉不和，故投四物滋养营血，复加蒿、芩清解余热，苡仁、木瓜舒利筋脉，终获痊愈。

❦ 热疫误用辛温香窜案 ❦

一仆之病亦前相似，以服丘一斋药而大吐大泻，热益增，头痛莫能当，烦躁口渴，鼻干，呕吐，小水短涩，寝食废者十四日，势甚危急。询前所服药，乃藿香正气散加砂仁、厚朴、山楂大耗元气之味，且五月火令当权之疫，当以甘寒之剂治之，何可以辛热香窜者，益其火而枯其津也，其势危矣。此皆不知因时达变，惟习常胶，故以误人者。用急投人参白虎汤，加竹茹、葛根、青蒿、升麻，一帖而热除，再帖而头痛止，诸症尽去。后连治数人，多如此类，何也？此天行之疫，故一方见之。治多先以甘寒清解之剂投之，热退即以四物汤以补阴血，稍加清热之剂，而青蒿之功居多，此固一时自得之愚，用录之以告同志者，使知治法当随时俗为变，而常套不可不脱也。（《孙文垣医案》）

◉ **【评议】** 五月火令当权，此时疫病流行，当以热疫居多。而前医误投藿香正气散辛温香燥之品，致热势更炽，病情益剧。孙氏审时度症，认定为热疫耗伤气阴，遂投以人参白虎汤加味，药证相符，即获效验。由是观之，诊治疫病，必须辨明疫邪性质之属寒属热，属阴属阳，然后对症下药，方能奏效。若病性不明，盲目投剂，必生变端。然则辨病性，又当参合时令，这也是本案给我们的启示。此外，案中"青蒿之功居胜"一语，点出了该药治疫的重要作用，值得深思。

❀ 瘟疫三阳合病验案 ❀

一仆妇，年三十，患瘟疫一月余矣。非劳复即食复，今则发热咳嗽，胸胁痛，耳聋，口渴，大便七八日不行，不知人事。乃与柴胡、石膏各三钱，瓜蒌、桔梗、枳壳一钱五分，黄芩、前胡各一钱，天花粉八分，甘草五分，黄连八分，急煎服之，人事稍清。因大便不行，次日以大柴胡汤下之，又次日，大便虽行，热仍不退，改以柴胡二钱，白芍药、黄芩、麦门冬各一钱，天花粉、茯苓、甘草各六分，四帖而愈。（《孙文垣医案》）

❀【评议】　本例乃太阴、阳明、少阳同病，故见症如斯。首诊以柴胡、黄芩和解少阳；石膏、黄连清泄胃热；瓜蒌、桔梗、前胡宣肺止咳；复加花粉甘寒生津。次日因少阳、阳明合病未解，乃用大柴胡汤和解、泻下并施而获佳效。末诊以和解少阳、清养胃液为治，遂收全功。陆九芝尝谓："从来神昏，皆属胃家。"言虽偏执，但对本例所出现的"不知人事"，恰合病机。

🌸 虚脱进补得救案 🌸

叶子黑内人患疫，医为其汗，为其下，罄技不能起，尸寝者已浃旬。家事窭乏，亦不能复迎医，邻人睹其状，以生死在须臾间，群然发善愿，科敛①助其殡敛之需。予闻为之诊，六部俱微弱不充指，右关稍滑，精神昏惫，仅一息奄奄，四肢冷厥，口渴。予诊毕语诸邻曰：据症甚危，据脉邪已尽退，惟虚惫而神

---

① 科敛：按例分派收捐也。

气弱，非大补不能也，诸君苟能以助殡者，助其市人参，庶几可起死而还之生也。诸君既怜其死，宁不以冀其生乎？予非毫有希觊，顾渠力不足瞻，愿与诸君共圆满好生善果耳。诸邻固有善心，激于予言，益忻然相语曰：惟先生命。即以六君子汤加归芍，补气血而化痰涎，以麦门冬、五味子，复脉通心而生津液，以桂枝温其四体。午刻进药，晡刻四肢渐暖，精神焕发，尚无力开声，改以生脉汤加远志、归、芍、苡仁、山药，调理而愈。诸邻人大快。（《孙文垣医案》）

❀【评议】 疫病迭进汗下，患者已气息奄奄，精神昏愦，四肢冷厥，衰竭之象毕露。孙氏凭症参脉，断为"邪已尽退，惟虚愦而神气弱"，治法"非大补不能也"。遂投六君子合生脉汤化裁以强心复脉为主，药后迅即"四肢渐暖，精神焕发"，乃正气恢复之佳象。继则调理而愈。本例辨证和判断预后，仰杖于脉象，足见脉诊在临床诊断上的重要性，岂可忽哉！

❀ 鸬鹚瘟二阳并治案 ❀

程心章兄，颊腮红肿，呕恶发热，不能进食，下午烦躁，口苦，夜不能睡。六脉洪大，此俗名鸬鹚瘟是也。乃少阳阳明二经之症，法当清解，以柴胡、贯众各二钱，干葛、竹茹、半夏曲各一钱，黄连、枳壳各七分，甘草四分，一帖而瘳①其半，再服肿消，食进而安睡矣。（《孙文垣医案》）

❀【评议】 热毒客于少阳阳明二经，发为鸬鹚瘟（类似现代所称的流行性腮腺炎），故用柴胡、干葛清解二经之邪；复加贯众、黄连增强清热解毒之力；竹茹、半夏曲、枳壳、甘草，乃取温胆汤意，功在和胃化痰止呕。诸药配伍，共奏疏解表邪、清热解毒、和胃止呕之效。方中贯众一药，现代实验研究证明有抗病毒作用，流行性感冒和流行性腮腺炎等病每多用之。

❀ 误下致坏证案 ❀

仆子孙安，空晨出门，途次食面三碗，饥劳感疫，因而内伤，表里皆热，及至绩溪衙中，昏闷谵语，头痛，身疼，腹痛。医不察为劳倦感疫，遽②以遇仙丹下之，大便泄三四十行，邪因陷下，而为挟热下利之候。急归视之，舌沉香色，额痛口干，燥渴烦闷，昏昏愦愦。脉左弦数，右洪数，但不克指，知为

---

① 瘳（chōu）：病愈。
② 遽（jù）：急；骤然。

误下坏症。以柴胡、石膏各三钱，白芍药、黄芩、竹茹、葛根各一钱，天花粉、甘草各五分，山栀子、枳实各七分，葱白五茎，水煎服之。后半夜吐蛔一条，乃稍得睡。次早大便犹泻二次，呕吐酸水，腹乃痛。改用小柴胡加滑石、竹茹。夜热甚，与丝瓜汁一碗，饮既①神顿清爽。少顷药力过时，烦热如前，再以丝瓜汁一大碗进之，即大发战。予谓此战非寒战，乃作汗之征耳。不移时，汗果出而热犹然。忆《活人书》云：再三汗下，热不退，以人参白虎汤加苍术一钱如神。迹此，再加玄参、升麻、柴胡、白芍药、黄连，饮后身上之斑，先发者紫，后发者红。中夜后乃得睡而热散，斑寻退去，腹中微疼，肠鸣口渴，右脉尚滑，左脉已和，再与竹叶石膏汤加白芍药、苍术，服后睡安，腹仍微痛。用柴胡、芍药各一钱，人参、酒芩、陈皮、半夏各六分，甘草三分，乌梅一枚，服此腹痛渐减，精神骎骎②长矣。惟两胯痛，不能转动，此大病后汗多而筋失养之故，宜当补益。人参、黄芪、白芍药、桑寄生、枸杞子、薏苡仁、桂心、牛膝、熟地黄，水煎服。后加木瓜、黄柏、当归，减去桂心，调养而痊。(《孙文垣医案》)

① 既：食尽。
② 骎骎（qīn qīn）：马速行貌。引申为疾速。

◉【评议】 本案俞东扶评曰："战汗后热不退，势亦危矣。引用《活人书》治法佳极。再看其石膏、人参之去取，并不执着两胯疼痛之调养方，更周到，的是高手。"确是至当之评。

误治而成坏疫案

油潭吴中岳孺①人，先感风邪，后伤饮食。发热头疼，腹中作胀。医与巴豆丸泻之而热不减。后医又以大黄重泻之，而热亦如初。再后医谓泻而热不退者为虚，大用参、芪、白术补之，补经四日，神气昏沉，不知人事。乃敦予诊，左脉弦数，右关尺沉数有力。舌尖沉香色，舌根焦黑芒刺。语言含舌不清。扣②前服药，始知妄下妄补，不思饥馑之余，疫气为厉，误成坏症，危而且殆。姑以知母、柴胡各三钱，石膏六钱，枳实、天花粉各五分，粉草、黄芩、麦冬各一钱，山栀子、生地黄各七分，人参六分，竹叶三十片，生姜三片，水煎饮之。中夜后人事稍清，微有汗，舌稍柔和，语言已不含舌，骎骎然有生气矣。次日，前方减去地黄，加白芍药，舌心焦黑尽退，诸症

---

① 孺（rú）人：官之母或妻的封号。旧时也通用为妇人的尊称。
② 扣：同"叩"，询问；打听。

十减其七。但大便五日未行，遍身尚痛，咳嗽。与七制化痰丸两帖，再以石膏二钱，麦冬、贝母各一钱，前胡、枳实、黄芩、栀子各六分，甘草三分，桑白皮八分，煎服而安。(《孙文垣医案》)

●【评议】 疫病妄下妄补，遂成坏证，后据证投以竹叶石膏、小柴胡、白虎汤合化，既清邪热，又养气阴，使病情转危为安。细绎本例救误之方药，多出自《伤寒论》，可见经方治疫，只要辨证正确，效果甚为显著，值得重视。

二阳合病之疫二则验案

朱氏子天送，时疾头疼，身若燔炭，口渴气促，申酉刻热潮更甚，舌心焦黑，遍体紫斑。语言含舌不清，时多发呃，耳聋。先治者误进藿香正气散，而加呕逆水泻。又医以柴苓汤，呕益甚，热转增剧。迎予为诊，六脉俱洪数，此少阳阳明合病之疫，以石膏五钱，知母、柴胡各三钱，黄芩一钱五分，半夏曲、麦门冬、竹茹、橘红、葛根各一钱，粉草、枳实各五分，服下热退其七，舌不燥矣。再以柴胡、半夏曲、白芍药、竹茹各一钱，石膏三钱，麦门冬、知母各一钱五分，黄连、甘草、人参各五分，水煎饮之而斑

退。诸症悉平。(《孙文垣医案》)

由溪程竹坡孺人，年过六十，为疫所染，头痛口渴，舌苔前黄燥，后紫黑，身热沉重，人事昏愦，语言错乱，小水短涩，呕逆烦躁，合目不开，谵语不辄①口，耳聋，胸胁痛，时五月初旬也。迎予为诊。左浮而弦数，右洪长而数，诊毕，仲君清夷问曰：何症？予曰：此热病类也。清夷曰：因体热便名热病乎？予曰：否！否！仲景谓春温过时为热病。矧②兹又为热疠也。邪在阳明少阳二经。又问曰：可生乎？予曰：脉症对，可生也。此症远迩染延甚伙③，不足怪。清夷曰：适方和宇亦云少阳阳明二经之病，二公所见既同，乞商确一方为幸。予与和宇诊多符合，即以柴胡、石膏为君，知母、麦冬、天花粉、竹茹为臣，黄连为佐，甘草、枳壳、桔梗为使。连进两帖，丑刻微汗，热退神清，不虞即进荤粥，下午又复大热，谵语昏沉，举家惊怖。予曰：此食复也，即以小柴胡汤加山栀、枳实、淡豆豉、鳖甲，四剂复得汗，热从散去，神顿清爽，仍口渴烦躁。以生脉汤加黄连、香薷、竹茹、竹叶而安。(《孙文垣医案》)

① 辄（zhé）：不动；静。
② 矧（shěn）：况。
③ 伙：若干人结合的一群。这里引申为"多"。

23

●【评议】 例1身若燔炭，口渴气促，潮热，舌焦黑，显属阳明热盛之象，叶天士尝谓："按方书谓斑色红者属胃热，紫者热极，黑者胃烂。"是患见遍体紫斑，足证阳明热极；且见耳聋，少阳之邪未净可知。前医以湿热疫视之，迭进藿香正气、柴苓汤，致"热转增剧"。当此之时，孙氏凭症参脉，辨证为"少阳阳明合病之疫"，方用白虎汤合柴胡汤化裁，迅即获效。笔者以为，如按叶氏卫气营血来辨证，当属气营两燔之证，玉女煎、化斑汤加减，亦属对证之治。若热毒更甚，气血同病，余师愚清瘟败毒饮亦可随证选用。圆机活法，存乎人也。

例2与前案病情相仿，俱为阳明少阳二经合病之疫，其治法处方亦相类似，奏效之速，如出一辙。惟本例有"食复"之变，孙氏效仲景治食复之法之方，乃获全愈。

🏵 阴阳易类证案 🏵

程家内眷，藏溪汪氏女也。乃夫殁于疫疠，新寡七日，疫即及之。大热，头疼口渴，胸胁并痛。医与小柴胡汤，夜忽梦夫交泄，而觉冷汗淫淫，四肢如解，略不能动，神昏谵语，面如土色，舌若焦煤，强硬。迓①予诊之。六脉沉弦而数，大小便俱秘，此亦阴阳易类也。疫后有是，危已极矣。予以生脉汤加柴胡、黄芩、桂枝、甘草，水煎成，将乃夫昔穿旧裤裆，烧灰调下，两剂而神醒，体温，汗敛，舌始柔和，焦也渐退。次日，仍以前方加酸枣仁、竹茹，四肢始能运动，乃饮粥汤。仅一子，甫十岁，一女，甫十四岁，继被疫困，均以六神通解散汗之而安。妯娌及婢辈六人，皆六神通解散瘳之。举家德予，以为再造。(《孙文垣医案》)

❀【评议】 病疫梦交，阴精戕伤，正不胜邪，病已危急。用生脉汤加味，乃扶正却邪之法。方中所用烧裩散，是治阴阳易的古方，立方似涉荒诞，现已摒弃不用。

❀ 凉散过当转用温补奏功案 ❀

去予舍二里许，地名曰前坑口。一妇人，清明前十日，发热头痛，医者以九味羌活汤、十神汤进之不效。而又加口渴，舌黑如煤。更一医，以如神白虎汤、竹叶石膏汤进之，亦不效，而加泄泻不止。人事昏沉，四肢厥冷，呼吸气微，米粒不进者十四日。其家为具含殓而待毙。适予扫祖墓而近其家。其子闻

---

① 迓（yà）：迎接。

之，即告急于予，恳为一诊。其脉细如蛛丝。予曰：此疫症也。合理中、生脉二汤饮之。连进二服，夜半神气稍苏，饮粥汤半盏，次早，六脉渐见。予喜语其子曰：可保无事。书云脉绝微续者生。仍以前药与之。至晚泻止，口不渴，舌心焦煤退，精神清爽，骎骎向安矣。再用人参、白术各五钱，炮姜、炙甘草各二钱半，麦门冬三钱，五味子十五粒，水煎，不拘时服。不数日而痊愈。（《孙文垣医案》）

● 【评议】　凉散过当而成坏证，其病理症结在于气阴欲脱，中阳衰败，故用生脉、理中扶正救逆而化险为夷。

🎗 战汗得愈案 🎗

吴孝廉球泉公内人，痢疾后感寒，又月水适至，大发热口渴，遍身疼，胸膈饱闷烦躁，头微疼，耳亦聋，大便泻，舌上白苔，脉七八至，乱而无序。此三阳合病春温症也。时师误以为漏底伤寒不治。予曰：病已危，医而不起者有矣，未有不医而起者也，且投三阳药服之，挑察征应，再相时而动。以柴胡三钱，葛根、白芍药各二钱，枳实、桔梗、酒芩、竹茹各一钱，天花粉八分，炙甘草、桂枝各五分，服后但觉遍身冷如冰，面与四肢尤甚，六脉俱无。举家及医者皆叹为物故矣。予独曰：非死候也，盖夜半阴极阳生，势欲作汗，譬之天将雨而六合皆阴。球泉疑信相半，而诸医闻之皆笑去，四鼓后果战而汗出，衣被皆湿，四肢体面渐温，神思清爽，且索粥，举家欣欣，以为再生。次日惟耳尚聋，腹中大响，脉近六至，改以柴苓汤加乌梅，两帖而愈。（《孙文垣医案》）

⊛【评议】 有关战汗的机制与临床表现，吴又可《温疫论》有"战汗"专篇论述，对其转归和预后，指出"厥回汗出者生，厥不回汗不出者死"。试观本例，战而汗出，衣被皆湿，肢体渐温，乃正胜邪却之佳象也，故预后良好。

⊛ 胃肠燥热案 ⊛

史鹤亭太史，丁亥春患瘟疫，头痛，身热，口渴吐白沫，昼夜不休。医师误谓太史初罢官归，妄投解郁行气药，不效；又投以四物汤，益甚。诸医谢去，谓公必死。遣使迎仲淳至，病二十余日矣，家人具以前方告。仲淳曰：误也。瘟疫者，非时不正伤寒之谓，发于春故谓瘟疫。不解表，又不下，使热邪弥留肠胃间，幸元气未尽，故不死。亟索淡豆豉约二合许炒香，麦门冬两许，知母数钱，石膏两许。一剂，大汗而解。时大便尚未通，太史问故？仲淳曰：昨汗如雨，邪尽矣；第[①]久病津液未回，故大便不通，此肠胃燥，非有邪也。令日食甘蔗二三株，兼多饮麦门冬汤。不三日，去燥粪六十余块而愈。(《先醒斋医学广笔记》)

⊛【评议】 观此案，谅由无形邪热弥留胃肠，致中焦津液耗伤，故首用白虎汤合麦冬、豆豉清热生津透邪，使邪从汗解。邪去而肠燥未复，是以专事养阴生津，润肠通便，遂解燥粪而愈。甘蔗乃养阴生津之佳品，王孟英对它十分推重，称其为"天然复脉汤。"吴鞠通《温病条辨》中"五汁饮"，亦用此味。

⊛ 下法救治疫病案 ⊛

丙辰，永嘉孝廉正龙友南还，从者病，召予诊之。望其色黯紫，舌本深红，知其次日当病，果发热。越三日，其叔培竹欲归，将发，诊其脉沉而散，予遂极力挽留，谓龙友虽病而脉有神理，培竹身虽未

---

① 第：但；且。

病而邪实深入，病于中路，将奈何？至次晚，大吐，脉随脱，药以人参三钱，脉复；有以枣仁等剂投之者，其热转盛，十四日，脉已八至，舌短神昏。予以非今晚用下，必然胃烂，幸其甥张季昭为之担当，因用芩、连、大黄一剂，次日遂愈。随行十五人皆疫，一老仆殿①后，法亦当下，以无人担当，稍过期，舌遂缩入，不能咽水浆，七日毙。主人问：前孝廉及随行皆疫，疫一证也，何其先后重轻不等，而治之下一法也？其当下失下，生死霄壤，然又可以前知是主何术？予曰：天行疫疠，乃一方气化，人受之者，从口鼻入。因人色力盛衰，为病势轻重，审色与脉，可以先知之。又疫者，温热病之沿漫也，其病之因，从寒郁火，其色当紫，紫为水克火之色也。火病之发，应心之苗，故舌色深红，杜清碧谓之将瘟舌。而脉体须浮，浮脉象火，病发必顺，若沉则邪入甚深，势必暴焚者，逆也。永嘉两君，一得其色，一得其脉，其轻重亦为易晓。然火性急烈，而中宜虚。故河间得旨，邪入里深者，莫不用下，下之中空而火性自平矣。中实则火无从散，其溃烂可必，当下之时，真不可缓，失时之宜，无繇②著力。思培竹主仆，每为惕然。

---

① 殿：行军走在最后。引申为最后；最下。
② 繇（yáo）：通"由"。从；自。

（《芷园臆草存案》）

🌸【评议】 本案所谓"审色与脉，可以先知之。"指出了察色按脉在疫病诊断和预后判断上的重要作用，临证须细心体验。同时又说："当下失下，生死霄壤"，"邪入里深者，莫不用下，下之中空而火性自平矣。"强调了下法在疫病治疗上的重要地位。联系吴又可《温疫论》有关下法的论述，如"急证急攻"，"因证数攻"，"凡下不以数计，有是证则投是药"，"承气本为逐邪而设，非专为结粪而设也。"无疑会加深对本案治法的认识。

🐝 表里俱热泄泻案 🐝

陈好古，患两太阳痛，左胁作疼，口渴大便泻水，小便短赤，面色如尘。予诊其脉，滑大而数，右关为甚。时正春末夏初，曰：此疫症也。好古曰：据公说，是瘟病了？见其词色有怒意，予辞而退。更一医以胃苓汤投之，烦渴异常，语言错乱。其家复来延予，意不欲往，而恳之者再，复诊之其脉仍前，症似危急，然细参其色脉症候，不过热郁之极，故烦乱沉昏耳。其泻者，因表气不舒，故里气不固也。用白虎合解肌汤疗之，二剂而神思便清，又二剂而起，且饮食矣。后好古枉顾①负荆②。

卢绍庵曰：疫疠之行，大则一方，次则一乡，又次则一家，俗称瘟病，虽至亲不相问遗往来。先生一看决之，奈愚人讳疾忌医，舍先生而他适，驯③致药误病深，又复相求，先生不以小嫌介意而往起之，斯诚仁者之心！（《陆氏三世医验》）

◈【评议】《黄帝内经》有谓："湿胜则濡泻"。前医据此投胃苓汤以治，谅误诊为湿邪致泻。然则本例系表里俱热，其泄泻是因表气不舒，肺移热于大肠所致，有如协热下利，故后医以白虎汤清里热，解肌汤祛表邪，非见泻止泻也。

正不胜邪用扶正达邪得愈案

南关一屠户沈姓者，四月间，患疫未起床，其妻以伏事劳倦，亦相传染，月余而身热，谵语不清，生理久废，资本又尽，于祀神裸体闭门，奄奄待毙而已。其邻邵南桥，年高行善，常用令小奚饮酒食蒜，以粥饲其夫，又在诸邻敛银两许，以为此妇殡殓之

---

① 枉顾：屈尊下顾。称人来访的敬辞。
② 负荆：背着荆条，是请罪受罚的意思。后即用"负荆"表示向人认错赔礼。
③ 驯：渐进之意。

资。偶遇予，道时疫之多，并述其事。予曰：近来时症颇多可救，予试往看。南桥先令小奚，通知其夫，即与予同往。其夫强起掩覆其妻，予进诊视，面赤唇焦，气促厥冷，身热如火，其脉浮之数大而散，沉之细涩而微。予出谓南桥曰：若以殡殓之资，半易人参，此妇尚可生也。南桥即同予赎人参五钱，予以白虎合生脉二剂与之，嘱曰：若有好处，明日再为诊看。服后人事顿爽，热已半减，手足温和。南桥喜甚，来拉予往看，其脉稍敛有神。予以前方加白芍，人参止用一钱，付四剂。十日，其夫卧床未起，而此妇已能行走矣。

陆阆生曰：瘟疫之症，云能传染，虽至亲不相往来，沈屠劳力营生，即四体健旺，恒苦衣食不给，何况经卧病月余，此则阖门待毙，亦势所无如何也。而所可尚者，邵君之不避俗忌，赒①恤百端，而先生偶闻其事，自许往治，又复施药以拯其命，此不独为先生之治验也。而两人之乐善，诚足为世俗风矣。（《陆氏三世医验》）

● 【评议】 症见面赤唇焦，气促厥冷，身热如火，脉浮之数大而散，沉之细涩而微，显属阳明热炽，元

---

① 赒（zhōu）：周济；救济。

气虚脱，正不胜邪之候。陆氏用白虎合生脉，洵为扶正达邪、标本兼顾之治，药中肯綮，是以效如桴鼓。

🎖 发颐治从少阳案 🎖

吴开之二月间，患头痛身热，服药已逾旬日矣。忽耳后红肿作痛，大发寒热，始一医以为毒，用天花粉、连翘辈解毒之药，数剂不减。易一医，以为痰核，用南星、半夏辈，亦数剂而反剧，胸胁满痛，饮食不进，气喘而粗，夜卧不安。予诊其脉，两寸关弦数，两尺和，此本伤寒少阳之邪不解，所以发颐。耳之前后上下，乃少阳所绕之部分，寸关弦数，亦少阳不和之脉，前药因不对病，所以反增别症，仍宜用加减小柴胡汤和之，因用软柴胡七钱，干葛、黄芩各三钱，生甘草、桔梗、苏子、白芥子各一钱，姜枣煎服。二剂而喘定，卧安，四剂而肿痛、满闷俱失矣。（《陆氏三世医验》）

🎖 【评议】 耳后红肿作痛，大发寒热，与疮疡、痰核有类似之处，无怪前医一作疮毒，一作痰核而治，以致病情加剧。此等病证，临床必须细加鉴别。陆氏脉症合参，认为"耳之前后上下，乃少阴所绕之部分，寸关弦数，亦少阳不和之脉"，遂诊断为"伤寒少阳之邪不解，所以发颐。"乃宗仲景法，用加减小柴胡汤而获捷效。这里值得一提的是，古往今来，治发颐多用东垣普济消毒饮子，而本例陆氏则取法于《伤寒论》，体现了中医"同病异治"的奥妙。

🌸 真寒假热案 🌸

丙申三月中，吴长人家染疫症，其父死于是，其叔死于是，其弟媳亦死于是，一家之中，至长人而将四矣。时予以封翁沈舜友病滞竹墩，其仲弟卜予于星士钱令闻甚吉，因延诊之。其症身大热，口大渴，唇皮焦裂，两目赤色，两颧娇红，语言谬妄，神思昏沉，手冷过肘，足冷过膝，其舌黑滑而胖，其脉洪大而空。诊毕，伊邻丁勴宸问曰：此病尚有可救否？予曰：病非无可救，但非参附不救耳。勴宸曰：昨医欲用白虎，今日乃用参附，一炭一冰，何其大相悬绝乎？予曰：此症与白虎症相似，而实相反，乃真假之所由分，即生死之所由判，辨之不可不晰也。盖此症外虽热而内则寒，其名曰格阳。格阳者，阴盛于内而阳格于外也，上虽热而下则寒；又名曰戴阳。戴阳者，阴盛于下而阳戴于上也。所以其身虽壮热如烙，而不离覆盖，其口虽大渴引饮而不耐寒凉，其面色虽红却娇嫩而游移不定，其舌苔虽黑却浮胖而滋润不枯。如果属白虎，则更未有四肢厥冷面上过乎肘，下过乎膝，六脉洪大而浮取无伦，沉取无根者也。昨幸不用白虎耳，一用白虎立毙矣。遂以大剂八味饮加人参，浓煎数碗，探冷与饮，诸症乃退。继以理中加附子、六君加归芍各数剂，调理而愈。(《潜邨医案》)

●【评议】 本例真寒假热辨识得十分清楚，辨证关键在于舌脉，即舌黑滑而胖，脉洪大而空，此乃疾病之真象。至于大热大渴，唇焦目赤，两颧娇红，系假象也。惟透过现象抓住本质，方为高手。

因证数攻得愈案

温疫下后二三日，或一二日，舌上复生苔刺，邪未尽也。再下之，苔刺虽未去，已无锋芒而软，然热渴未除，更下之，热渴减，苔刺脱，日后更复热，又生苔刺，更宜下之。余里周因之者，患疫月余，苔刺凡三换，计服大黄二十两，始得热不复作，其余脉证方退。所以凡下不以数计，有是证则投是药，医家见理不透，经历未到，中道生疑，往往遇此证，反致耽搁。但其中有间日一下者，有应连下三四日者，有应连下二日间一日者，其中宽缓之间，有应用柴胡清燥汤者，有应用犀角地黄汤者。至投承气，某日应多与，某日应少与，其间不能得法，亦足以误事，此非可以言传，贵乎临时斟酌。

朱海畴者，年四十五岁，患疫得下证，四肢不举，身卧如塑，目闭口张，舌上苔刺。问其所苦不能答，因问其子，两三日所服何药，云进承气汤三剂，每剂投大黄两许不效，更无他策，惟待日而已，但不忍坐视，更祈一诊。余诊得脉尚有神，下证悉具，药浅病深也。先投大黄一两五钱，目有时而小动，再投舌刺无芒，口渐开能言。三剂舌苔少去，神思稍爽。四日服柴胡清燥汤，五日复生芒刺，烦热又加，再下之。七日又投承气养荣汤，热少退。八日仍用大承气，肢体自能少动。计半月，共服大黄十二两而愈。又数日，始进糜粥，调理两月平复。凡治千人，所遇此等，不过三四人而已，姑存案以备参酌耳。（《温疫论》）

【评议】 吴又可治疫，强调逐邪务尽，推崇攻下之法，并主张"因证数攻"，"凡下不以数计"，只要疫邪未去，实证尚存，不论已服下剂数次，仍可继续用之，以上二例即是典型例子。值得指出的是，吴氏在数下之间，注意应用宽缓之剂兼扶正气（如柴胡清燥汤之类），以便为再下创造条件，绝不是一味滥用、妄用攻下法，很有指导意义。

阳郁体厥案

施幼声，卖卜颇行，年四旬，禀赋肥甚。六月患时疫，口燥舌干，苔刺如锋，不时太息，咽喉肿痛，心腹胀满，按之痛甚，渴思冰水，日晡益甚，小便赤涩，得涓滴则痛甚，此下证悉备，但通身肌表如冰，指甲青黑，六脉如丝，寻之则有，稍轻则无，医者不究里证热极，但引陶氏《全生集》，以为阴证。但手足厥逆冷过肘膝，便是阴证，今已通身冰冷，比之冷过肘膝更甚，宜其为阴证一也；且陶氏以脉分阴阳二证，全在有力无力中分，今已脉微欲绝，按之如无，比之无力更甚，宜其为阴证二也；阴证而得阴脉之至者，复有何说，遂主附子理中汤。未服，延予至，以脉相参，表里互较，此阳证之最者，下证悉具，但嫌下之晚耳。盖因内热之极，气道壅闭，乃至六脉如无，此脉厥也。阳郁则四肢厥逆，若素禀肥盛尤易壅闭，今六阳已极，以至通身冰冷，此体厥也。急投大承气汤，嘱其缓缓下之，脉至厥回，便得生矣。其妻闻一曰阴证，一曰阳证，天地悬隔，疑而不服。更请一医，指言阴毒，须灸丹田，其兄叠延三医续至，皆言阴证，乃进附子汤，下咽如火，烦躁顿加，逾时而卒。(《温疫论》)

❀【评议】 厥逆有阳厥、阴厥之分,《伤寒论》早有记述。本例为温疫体厥,外证脉微欲绝,四肢厥逆,通身冰冷,酷似"阴厥"之重证。但吴氏细察病情,诊得患者口燥舌干,苔刺如锋,咽喉肿痛,心腹胀满,按之痛甚,渴思冰水,小便赤涩,遂诊为"阳证之最者",即内真热外假寒之"阳厥"重证。究其病机,乃邪热内遏,气道壅塞,阳气郁结不得敷布,以致形成全身冰冷的"体厥"证。故吴氏主张下其郁结,去其壅塞,俾阳气宣通,布达于体表,方可脉至厥回。无奈病家疑而不服,遂致不救。

❀ 新旧交病案 ❀

吴江沈音来之室,少寡,素多郁怒,而有吐血证,岁三四发,吐后即已,无有他证,盖不以为事也。三月间,别无他故,忽有小发热,头疼身痛,不恶寒而微渴,若恶寒不渴者,乃感冒风寒,今不恶寒微渴者,疫也。至第二日,旧证大发,吐血倍常,更加眩晕,手振烦躁,种种虚躁,饮食不进,且热渐加重。医者病者,但见吐血,以为旧证复发,不知其为疫也,故以发热认为阴虚,头疼身痛,认为血虚,不察未吐血前一日,已有前证,非吐血后所加之证也。诸医议补,问予可否，余曰：失血补虚，权宜则可，盖吐者内有积血，正血不归经，所以吐血也。结血牢固，岂能吐乎？能去其结，于中无阻，血自归经，方冀不发。若吐后专补内则血满，既满不归，血从上溢也。设用寒凉尤误。投补剂者，只顾目前之虚，用参暂效，不能拔去病根，日后又发也。况又兼疫，今非昔比，今因疫而发，血脱为虚，邪在为实，是虚中有实。如投补剂，始则以实填虚，沾其补益，既而以实填实，灾害并至。于是暂用人参二钱，以茯苓、归、芍佐之。两剂后，虚证减退，热减六七，医者病者皆谓用参得效，均欲速进，余禁之不止，乃恣意续进，便觉心胸烦闷，腹中不和，有气求哕不得，此气不时上升，便欲作呕，心下难过，遍体不舒，终夜不寐，喜按摩捶击，此皆外加有余之变证也。所以然者，止有三分之疫，只应三分之热，适有七分之虚，经络枯涩，阳气内陷，故有十分之热。分而言之，其间是三分实热，七分虚热也。向则本气空虚，不与邪搏，故无有余之证。但虚不任邪，惟懊憹、郁冒、眩晕而已，今投补剂，是以虚证减去，热减六七，所余三分之热者，实热也，乃是病邪所致，断非人参可除者，今再服之，反助疫邪，邪正相搏，故加有余之变证，因少与承气微利之而愈。按此病设不用利药，宜静养数日亦愈。以其人大便一二日一解，则知胃气通行，邪气在内，日从胃气下趋，故自愈。间有大便自调而不愈者，内有湾粪，隐曲不得下，下得宿粪极臭者，病始愈。设邪未去，恣意投参，病乃益固，日久不除，医见形体渐瘦，便指为怯证，愈补愈危，死者多矣。（《温疫论》）

● 【评议】《金匮要略》云："夫病痼疾，加以卒病，当先治其卒病，后乃治其痼疾也。"为旧病新病交加指出了治疗原则。诚然如此，但临床又当根据病情轻重缓急，孰主孰次，灵活地掌握。本例由于旧有吐血之疾，加之复感疫邪，以致吐血大发，并见发热而渴，头疼身痛等症。此时呈现虚实兼夹，新旧交病的复杂局面。医者应用补法，"从多从少"掌握不当，以致中途出现变证，后经吴氏少与承气汤微利之而愈，体现了吴氏治疫"邪不去则病不瘳"的学术思想。

❀ 危证迭起得救案 ❀

赵宅寡居蒋氏，年四十外，五月得时疫伤寒。初医未辨时疫，概作伤寒正治，发表有汗而热不退，再用清热，即干呕吐蛔。七日后延余往治，脉弦数而无力。余曰：此时疫证，乃邪自里发于表，非若伤寒自表而传于里也。初因误汗，徒伤正气，清热必定寒中，以致干呕吐蛔，急宜温中安蛔，免邪入里。即以小柴胡汤加炮姜，去黄芩，四剂呕止蛔安。而经水适至，夜则谵语，即前方加当归、赤芍、红花，作热入血室施治。至十一日，乃大战汗出而解，已身凉脉静，一日一夜矣，忽复烦躁，面赤戴阳，渴欲冷饮，赤身跣①足，或歌或哭，谵妄如狂。他医有谓汗后余热未尽，当用竹叶石膏者，有谓汗虽出而里未通，宜用承气者，又有谓余先误用炮姜药贻患者，议论杂出。余答曰：皆不然，初因邪未出表而误汗，以伤阳气，致中寒干呕吐蛔，又值行经而伤阴血，气血两虚，故出战汗。幸战而有汗，邪方外解，若战而无汗，正属不治。今身不热而脉反大，乃真阳外越，不急用参附，必再战而脱。余主用四逆汤加人参，煎成而不敢服。瞬息间，病人索被恶寒，方信余言。即以前四逆汤乘冷灌之，面赤渐淡，就枕略睡片刻。醒则又躁，即急煎如前大剂，亦用冷饮。方熟寐一时，及醒，问前事全然不知，反倦卧于床，不能昂首矣。用参、术、炮姜，一月方瘥。（《素圃医案》）

🏵【评议】《伤寒论》云："一逆尚引日，再逆促命期。"本例迭经误治，致变证百出。又值经水适至，而成

---

① 跣（xiǎn）：赤脚。

热入血室之病机，幸患者正气尚存，能奋起与邪抗争，出现战汗之转机，是以汗出而身凉脉静，此佳兆也。无奈病情变幻，突现真阳外越之戴阳证，凭医者见识老练，急用四逆辈救治，并采取"热因寒用"的热药冷服的方法，以防服药格拒，遂使病情化险为夷，沉疴方起。如是濒危之证得以挽回，非老成谙练之手，断难为之。

❀ 阴斑亡阳转危为安案 ❀

余青岩广文令眷，年近三十，夏初得时疫伤寒，初起不恶寒，但发热身痛目赤。用败毒散，二日微汗，而热不退。延至六七日，身发稠密赤斑，狂乱谵语，声变北音，发则不识人，似属阳明热证，但脉细如丝而弦紧，口虽干而不渴。有议用凉膈化斑者，余以脉为主，作时疫阴斑亡阳危证，幸程至飞团弘春，定议佥[①]同。主以真武理中合剂，重用参附者五日，阳回斑散，始克有生。此余致恭同道冢媳，因自如医，故弗疑而治效也。（《素圃医案》）

❀【评议】 前贤对热病中出现斑疹病位的认识，一般将发斑归咎于阳明（胃），发疹归咎于"太阴"（肺）。又清代医家陆九芝尝谓："从来神昏，皆属胃

———————————

① 佥（qiān）：都；皆。

家"。根据患者症状，酷似"阳明热证"。但素圃据其"脉细如丝而弦紧，口虽干而不渴"，辨证为"阴斑亡阳危证"，故主以真武理中合剂，重用参附使之转危为安。如此真寒假热之证，若临证不加细辨，被假象所惑而妄投清热泻下之剂，犹如落井投石，促其死也。

回阳救逆立起沉疴案

吴隐南主政尊堂，因大劳后得时疫，初病但发热身痛，胸胀作呕，脉弦数。外无表证，此邪从内发，所谓混合三焦，难分经络者也。用芎苏饮疏解之，至第三日，两颐连颈肿痛，此邪由太少二阳而出，正合败毒散证。服二剂，邪不外解，次日，反内陷而入少阴，变为胸胀呕哕，烦躁不寐。因病增剧，日请数医，皆用柴胡、苍、朴、半夏、青陈皮、枳壳。余虽日到，而诊视者五人，药剂杂投，余不能肩任。至第九日，脉变细疾，烦躁下利，干呕胸满，令汗自出，遂直告隐南曰：病危矣。不知连日所服何药，已传少阴，将致亡阳，若不急救，明日即不可治。遂立方立论，用茯苓四逆汤，茯苓三钱，附子二钱，干姜钱半，人参八分，甘草三分，留药为备卷，以俟众议。其日历医八位，皆曰不可服。延至二鼓，病人不躁，忽变为笑矣。隐南和笑为恶证，勉煎服半剂，即安睡。至四鼓醒，索余药尽剂服之，又熟睡。至天明，再请不准服四逆之医，又云当服矣，但造①议宜减附加参。病家崇信，减附一半，加参一倍。甫②下咽，即烦躁干呕，急复相招，竟去人参而加附子，随即相安。盖寒邪在少阴，重在附子，其加人参，不过助正气耳。终竟去人参，以俟邪尽，六日后，方用人参理中汤加半夏，弥月乃安。病九日而传变三经，医不明经，何能治病。（《素圃医案》）

🟣 **【评议】** 案云"医不明经，何能治病"，确是医者南针。本例九日而传变三经，究其原因，一则"大劳后得时疫"，正气本以损伤，于是疫邪肆虐无制；二则"日请数医"，"药剂杂投"，遂令传经失常，变证迭出。在此紧急关头，全凭素圃认证准确，力排众议，径投四逆辈回阳救逆，竟获卓效。

🌸 发颐变证用温补回阳法得救案 🌸

方纯石兄，五月初，两颐肿痛，先为疡科所医，外敷内服，不知何药，至八日见招，肿势将陷，寒势

---

① 造：作也。这里引申为提出。
② 甫：才；方。

交作。余曰：此时行之虾蟆瘟也。用荆防败毒散二剂，表热随退，肿消大半。不虞少阳之邪，直入厥阴，脉变沉弦，喉痛厥冷，呕吐胸胀。改用当归四逆汤加附子、干姜、吴萸。坚服三四日，得微汗，喉不痛而呕止，脉起足温尚有微肿，病家以为愈矣。次日往看，肿处尽消，但笑不休，问其所笑何事。答曰：我亦不知，脉复沉细，舌有灰苔，已笑半日矣。追思初病，必服凉药，所以少阳传入厥阴，厥阴不解，又传入少阴，少阴寒水，上逼心火，心为水逼，发声为笑。不早治之，将亡阳谵语，不可治矣。幸孙叶两医，以予言不谬，遂用大剂四逆汤，加人参三钱。服后片时，略睡须臾，醒即笑止，一昼夜共服三剂。次日肿处复起，仍用当归四逆汤加附子、干姜，三四日肿处回阳发痒起皮而解。其时有不解事者，谓予多用姜附而致狂。医难用药，有如此夫。（《素圃医案》）

⚫【评议】"发颐"又称"虾蟆瘟"，是常见的疫病之一。试观中医治疗本病，大多采用东垣普济消毒饮子，古今验案良多。本例病程中出现喉痛厥冷，呕吐胸胀，但笑不休等症状，实系本病之变证逆证，多因误治或失治所致。素圃据证立方，不囿于方书所载"大头瘟""虾蟆瘟"通常用清热解毒、疏风散邪之治法，纵温补回阳之剂，亦径投无忌，"有是证即用是药"，此之谓也。另患者病中突现"但笑不休"等情志症状，从西医学观点来看，应警惕腮腺炎并发脑炎。

邪陷少阴投温补病获转机案

辛酉仲夏，予迁郡城之次年，其时疫气盛行，因看一贫人斗室之内，病方出汗，旋即大便，就床诊视，染其臭汗之气，比时遂觉身麻，而犹应酬如常，至第三日病发，头眩欲仆，身痛呕哕外，无大热，即腹痛下利，脉沉细而紧。盖本质孱弱，初病邪气即入少阴，脉证如斯，不得不用姜附人参以温里。如此六七日，里温利止，而疫气遂彰，谵言狂妄，胸发赤斑数点，舌苔淡黄而生绿点，耳聋神昏，脉转弦数，此由阴而出阳，必须汗解之证也。病剧回真州，诸医束手不治。适山紫家叔来探问，数当不死。余忽清爽，细道病源，谓非正伤寒，乃染时疫，缘本质虚寒，邪气直入少阴，服参附里气得温，逼邪外发，但正气甚弱，不能作汗。今脉弦耳聋，邪在少阳，乞用小柴胡汤本方，加人参三钱，必然取效。山紫家叔遂照古方，一味不加增减，而入人参三钱，一剂得寐，再剂又熟寐。夜又进一剂，中夜遂大汗至五更，次日即霍然矣。继服人参半斤始健。（《素圃医案》）

❀【评议】《黄帝内经》云："壮者气行则已，怯者着而为病。"医者诊治疫病，若体气孱弱，极易感染而得病，素圃亲身经历，足以证之。《伤寒论》论传经，其中有"直中三阴"者。究其病机，多因阳气素虚，抗病力弱，以致外邪长驱直入，顿陷三阴。伤寒如是，瘟疫何独不然。斯例初起旋见腹痛下利，脉沉细而紧，显属邪陷少阴，故用姜附人参温里，使元气得振，逼邪外发，于是深陷之疠气由里出表，疫证乃显。继则改弦易辙，以小柴胡汤重用人参，和解少阳，扶正达邪，方得峰回路转，其病汗出而愈矣。

❀ 药膳治疫验案 ❀

戊寅年九月秒，一余年六十一矣，又染时疫，初则巅顶微疼，夜则两腿酸痛，次日即呕哕，午后寒热似疟，而无汗解，夜半热退，邪气混合三焦，难分经络，若六七日不得汗，势必要死。预召门人熊青选，授以治法。而脉弦紧无常，寒则细，热即数，漫无专经。惟以初病巅疼，作厥阴病治。用桂枝、细辛、赤芍、半夏、姜、附、吴萸、人参、甘草，解肌温里。如斯五日，病不减而增剧。至六日，中夜寒热不得汗，烦躁欲死。与门人商之，余非邪气实不得汗，乃正气虚不能汗也。以人参三钱，生姜三钱，仿露姜饮法试之。煎服颇安，渣再煎服，有欲睡之机，而胃中饥甚，索米饮。家人见热甚不与，余勉起床，取糕数片，索汤，家人不得已，与汤一碗，将糕泡化，尽食之，觉胸中泰然，就枕片刻，即汗出，自顶至踵，衣为之湿，至五更汗方敛，次日即全解矣。《经》云汗生于谷，良不诬也，以此征之，时疫邪不传胃，不能尽绝谷气。(《素圃医案》)

● 【评议】 中医治疗外感病证，强调"放邪出路"，汗、吐、下三法，即是放邪出路的良法，这在张子和《儒门事亲》中有详细的论述。就汗法而言，是解散表邪的常用治法，其祛邪途径，往往通过开泄腠理，以冀汗出而解。盖汗生于谷，若其人脾胃虚衰，汗源不足，纵投解表发散之剂，欲其汗出，难矣。案中所云："非邪气实不得汗，乃正气虚不能汗。"诚点出了病理症结之所在。观其治法，妙在用食饮滋养胃气，补充汗源，食后即汗出而愈。"药食同源"，食疗在治病上的作用，于此可见一斑。

🦋 厥少二经之病始终以温里解肌愈疫案 🦋

吴西烁兄，酷暑染病，身无大热，但称下体酸痛，多饥欲食，小便频出，下气频泄而不臭，口中反秽气逼人，舌紫苔白，自以为虚，又疑为暑。及诊脉则弦紧而细，皆阴脉也，无经络之可凭。若谓口臭多饥为阳明，而脉不长大，无恶寒发热头疼，全非阳证，且不腹满自利，断非太阴。今脉弦细而紧，心悬如病饥，腐气上逆，清气下泄，舌紫便频，皆属厥少二阴之病。初病不暴者，邪从中发，其势未彰，乃时疫也。因脉细紧，用桂枝、赤芍、细辛、独活、半夏、干姜、赤苓、甘草，温里解肌，俾邪外出，二剂颇安。遂加附子，服后一刻，即周身皆麻。病者畏，停后剂。三日后，其邪乃发，遂头眩身热，烦躁作渴，身疼腹痛，脉仍细紧，全现厥阴经证。竟用前剂，得汗数身，邪气稍解。病者因夜烦躁，令去干姜。次日即下利呕哕，易以温里治法，用附子、干姜、茯苓、半夏、甘草四剂，则热退利止，渐次则愈。数日后，食鲜鸡海味，即发热腹痛，下利脓血，日夜十余次，脉复弦大而紧，自称痢疾。余曰：乃厥阴余邪，因复而下利脓血，非痢疾也。脉变弦大，宜从汗解。复用厥阴之当归四逆汤，加干姜、附子以温里。二剂大汗，病遂减半。四剂热退利止。次日忽阴囊肿大如瓜，痛不能立，称旧疝复发。余曰：尚是厥阴余邪，甫离后阴，又注前阴，非疝也。仍用前剂，疝亦旋消。因脉尚弦，知邪未尽，药不易方。二剂后，周身皆麻，如初服附子状，随即手足拘挛，颈项强直，俨如痉证，少刻大汗，通身痉麻皆定。余慰之曰：可不药矣。病者但称口渴，胸中热甚，此厥阴逆上之虚阳，令吞乌梅丸二十粒，顷刻渴热皆除，脱然而解。病家因麻痉惊骇，延他医诊视，不识病因，但称附子毒而已，嗟乎！殊不知初服附子麻者，欲作汗也。若不畏而再剂，必大汗而解，失此汗机，使邪蟠踞于表里之间，入藏则利，注经则疝，出表则麻，乃邪自里出表，其病实解，而反似危。因始终未用苦寒，里气得温，逼邪外解，病复五日而三变证，惟执厥阴一经，不为利疝所惑，此认经不认证也。（《素圃医案》）

❀【评议】　酷暑染疫，多属热疫范畴，一般采用清热涤暑之法。余师恩《疫疹一得》出，其治疫主方清瘟败毒饮，医者恒多取用。本例见症复杂多变，素圃凭症参脉，认定"全非阳证"，并以六经辨证为纲，诊断为"厥少二阴之病"，始终以温里解肌、引邪外出为治，纷繁之症候，渐次而愈。无如"食复"而变为发热腹痛下利脓血等症，酷似痢疾，而素圃则认为"厥阴余邪"下注使然，非痢疾也。又投温里解肌之剂，得汗而病减。次日突现阴囊肿大如瓜，素圃又断

定"厥阴余邪，甫离后阴，又注前阴，非疝也。"仍
用前剂，"疝"亦旋消。患者以全愈告终。素圃总结
说："始终未用苦寒，里气得温，逼邪外解，病复五
日而三变证，惟执厥阴一经，不为利疝所惑，此认经
不认证也。"可见医者治病，贵在病因、病机和病位
认识准确，如是则治法深信不疑，药中鹄的，何病之
不愈哉！

🦋 人参败毒散疗疫案 🦋

一人患疫，发斑，势甚危，医用凉膈散加减主
治，托伊亲持方问余，乃连翘、山栀、薄荷、黄芩、
桔梗、淡竹叶、甘草、黄连、青黛。余谓此方甚王
道，但不识口渴之甚与不甚，热势之衰与未衰耳。拉
余诊视，口渴已减，热亦往来，惟斑未退。余曰：前
方虽正，不如活人败毒散辛平之中，有人参一味大力
者，负荷其正，驱逐其邪，则指日可愈矣。已而果
然。羌活、柴胡、川芎、枳壳、茯苓、桔梗、人参、
甘草。(《东皋草堂医案》)

🌸【评议】 人参败毒散出自《小儿药证直诀》，功
能益气解表，散风祛湿，后世用以治疗寒湿疫病，邪
偏肌表者，恒多取效。本例口渴不甚，热势不张，谅

非热疫所为，故用本方奏效。至于王式钰（注：《东皋草堂医案》作者）对前医凉膈散加减的处方，婉称"此方甚王道"，毫无诋毁之词，这或与王氏良好医德有关。类此者，历代医家多有之，如清·王孟英治郑九患疾，陈姓医生诊治后，汗出昏狂，精流欲脱，转招王孟英诊。孟英说："此证颇危，生机仅存一线，亦斯人之阴分素亏，不可竟谓附、桂之罪也"。病家闻言大悦，说："长者也，不斥前手之非以自伐，不以见证之险而要誉"。此等医风，值得称道。

🌸 虚实疑似案 🌸

归安张学海，世业医，因疫于临症，染时疫，微寒壮热，头痛昏沉，服发散药数剂，目直耳聋，病势增盛，口渴便闭，寝食俱废。改用泻火清胃解毒等剂，热势尤炽，油汗如珠，谵语撮空，恶候悉具。其大郎丹如求救于予，时在蒲节①予适有客，过午一饭之顷来促三次，趋而视之。其脉洪大躁疾而空，其舌干燥焦黄而胖。诊毕，丹如问曰：有救否？予见伊亲族在座者，皆同道，因答曰：病本有可救，但有一着难救耳。丹如又问何故？予曰：壮热谵语，口渴便

---

① 蒲节：指端五节。因旧时风俗在端午日门上要挂菖蒲叶。

秘，据其症则阳明火旺症也；躁疾无伦，洪大有力，据其脉则阳明火旺脉也；干燥无津，焦黄有裂，据其舌则阳明火旺舌也。夫合脉症舌三者既皆属阳明火旺矣，则是拟其方白虎承气方也。而顾[①]欲以参、芪、术、草投之，桂附炮姜进之，则惟病家不识药性，不懂医理者，或肯冒昧吞之，此其所以难救耳。丹如曰：诸药不应，束手无计矣，果有可救，则攻补寒暄唯所命也，先生其勿以掣肘[②]为虑。予乃写养荣汤用参附各三钱与之，曰：服此后当得睡，睡则诸脉俱静，诸症俱退，而舌变嫩红滑润矣。翌日复诊，果如所言。丹如曰：家严此症，凡同道诸亲友未有不曰火盛者，而先生独以虚寒论治，果以温补见功，如此手眼不知所凭何在耶？予曰：症有真假凭诸脉，脉有真假凭诸舌。如症系实症，则必洪大躁疾而重按愈有力者也；火为实火，则必干燥焦黄而敛束且坚卓者也。岂有重按全无脉者，而尚得谓之实症，满舌俱胖壮者，而尚得谓之实火哉？丹如乃恍然曰：微先生则杀吾父矣。仍用原方减去参、附一半，守服数剂而愈。（《潜邨医案》）

❀【评议】　本例症状，颇似阳明实热之证，而杨

---

① 顾：反而；却。
② 掣（chè）肘：从旁牵制。

乘六氏（注：《潜邨医案》作者）慧眼独具，认为是真寒假热证，方用温补而取效。临床辨别病性真假，为医者必须细察病情，四诊合参，要透过现象抓住本质，不为假象所惑，治疗方不致误，否则见"热"投凉，见"寒"投温，祸不旋踵矣。杨氏高明处在于识得"症有真假凭诸脉，脉有真假凭诸舌"，确是阅历之见。

疫疠渐入膻中或逆传心胞案

朱　疫疠秽邪从口鼻吸受，分布三焦，弥漫神识，不是风寒客邪，亦非停滞里症，故发散消导，即犯劫津之戒，与伤寒六经大不相同，今喉痛，丹疹，舌如朱，神躁暮昏，上受秽邪，逆走膻中，当清血络，以防结闭，然必大用解毒，以驱其秽，必九日外不致昏愦，冀其邪去正复。疠邪入膻渐干心胞

犀角（注：现用水牛角代替）　连翘　生地　玄参　菖蒲　郁金　银花　金汁（《临证指南医案》）

谭　口鼻吸入秽浊，自肺系渐干心胞络，初病喉痛舌燥，最怕窍闭神昏之象，疫毒传染之症，不与风寒停滞同法。

玄参　连翘　郁金　银花　石菖蒲　靛叶　射干

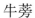

牛蒡

冲入真白金汁一杯。(《临证指南医案》)

金氏　人静则神昏，疠邪竟入膻。王先生方甚妙，愚意兼以芳香宣窍逐秽。

至宝丹。(《临证指南医案》)

时疫发热，脘闷恶心，斑发不爽，神烦无寐，舌色转红。邪热将入营分。虽胃滞未清，亦宜先清营热，勿得滋腻为稳。

鲜竹心　元参　连翘心　鲜菖蒲　银花　川贝(《叶氏医案存真》)

时疫六日不解，头疼发热，舌绛烦渴，少腹痛剧，已经心包，虑其厥痉。

犀角　连翘心　银花　元参　通草　鲜生地

又方：

犀角　鲜生地　元参　麦冬　川贝(《叶氏医案存真》)

◎【评议】　以上5例，均属疫疠之邪渐入膻中，或逆传心胞案。叶氏皆从清营解毒、宣窍逐秽立法，并按照他自己在《温热论》中所提出的"入营犹可透热转气"的治则，清营解毒多采用犀角、生地、银花、连翘之类。至于开窍逐秽，则善用菖蒲、郁金、至宝丹等品。处方中金汁一药，解毒之力尤著，因药源不洁，现已不用。

又，例1酷似猩红热。

🔸 营卫同病治案 🔸

先厥后热，邪气蕴伏亦久，从传染而得。今脉数舌红，头疼干呕，脘闷多痰，皆是热蒸营卫，虑其再厥。

羚角　犀角　连翘心　川贝　元参　银花　通草郁金

又方：

犀角　连翘心　川贝　元参　银花　通草　郁金

又方：犀角　连翘心　川贝　通草　银花　石菖蒲　金汁

又，前方去通草加麦冬

又方：

卷心竹叶　知母　生甘草　麦冬　花粉　川贝

又方：

鲜佩兰汁　麦冬　南花粉　枣仁　米仁　川贝
（《叶氏医案存真》）

🔸【评议】　叶天士是温病学派的代表人物，其最大贡献是创立卫气营血辨治纲领。本例舌红，是邪入营分的标志；头疼乃卫分之邪未罢，故诊断为"热蒸营卫"，即营卫同病。试观前后数方，以羚、犀、元参、麦冬、金汁清营解毒，连翘、竹叶、银花泄卫透邪。"入营犹可透热转气"，这是叶氏治疗营分证的至理名言，处方中亦有充分体现。吴鞠通《温病条辨》清营汤，即受此启发而制订。

湿热疫治案

脉缓舌色灰黄，头疼，周身掣痛，发热不止，乃时疫湿温之症。最忌辛温重药，拟进渗湿之法。

竹心　连翘心　厚朴　木通　杏仁　飞滑石　茵陈　猪苓（《叶氏医案存真》）

【评议】　疫病有因湿热（温）引起者，名为"湿热疫"。叶氏治疗温病，有"或透风于热外，或渗湿于热下，不与热相搏，势必孤矣"之训，务求两邪分离，其病易解，这对湿温病的治疗，很有指导意义。本案处方即是循此而制订。吴鞠通《温病条辨》提出湿温三忌观点，谓"汗之则神昏耳聋，甚则目瞑不欲言；下之则洞泄；润之则病深不解。"其中忌汗之说，显受叶氏湿温"最忌辛温（发汗）"之影响。

❀ 邪客膜原证治案 ❀

李四十岁　臭秽不正之气入自口鼻，着于募原，不饥呕逆，中焦病也。宣通浊痹为正，发散清寒为忌。

草果　槟榔　藿梗　厚朴　杏仁　白蔻　半夏　姜汁（《叶天士晚年方案真本》）

❀【评议】　吴又可《温疫论》提出"邪客膜原"的观点，并创制治疫主方达原饮，对后世影响十分深远。叶氏此案，从其对疫病感邪途径、病因病位和治疗方药来看，显然受吴氏的启示。中医治疫，代有传承和发挥，于此可以窥得一斑。

❀ 治疫参合运气案 ❀

雍正十年，昆山瘟疫大行，因上年海啸，近海流民数万，皆死于昆，埋之城下。至夏暑蒸尸气，触之成病，死者数千人。汪翁天成亦染此症，身热神昏，闷乱烦躁，脉数无定。余以清凉芳烈，如鲜菖蒲、泽兰叶、薄荷、青蒿、芦根、茅根等药，兼用辟邪解毒丸散进之，渐知人事。因自述其昏晕时所历之境，虽言之凿凿，终虚妄不足载也。余始至昆时，惧应酬不令人知，会翁已愈，余将归矣。不妨施济，语出而求治者二十七家，检其所服，皆香燥升提之药，与证相反。余仍用前法疗之，归后有叶生为记姓氏，愈者二十四，死者止三人，又皆为他医所误者，因知死者皆枉。凡治病不可不知运气之转移，去岁因水湿得病，湿甚之极，必兼燥化，《内经》言之甚明，况因证用药，变化随机，岂可执定往年所治祛风逐湿之方，而以治瘟邪燥火之证耶？（《洄溪医案》）

●【评议】 徐洄溪为清代医家，较叶天士晚出，曾对叶天士《临证指南医案》作过评定。观此案，用药轻灵可喜，无疑受叶氏影响。案中谓"治病不可不知运气之转移"，确是经验之谈。证诸临床，如疫病的发生和流行，与运气不能说无关，其治疗亦需参合运气而立法遣药，本案对此有所阐发，值得深思。

瘟疫误治不救案

张子和曰：元光春，京师翰林应泰李屏山，得瘟疫症，头痛身热口干，小便赤涩。渠①素嗜饮，医者便与酒症丸兼巴豆，利十余行。次日头痛诸病仍存，医者不识，复以辛温之剂解之，加之卧于暖炕，强食葱醋汤，图获一汗。岂知种种客热，叠发并作，目黄

① 渠：他。

斑生，潮热吐泄，大喘大满，后虽用承气下之，已无及矣。至今议者纷纭，终不知热药之过，往往归罪于承气汤。用承气汤者，不知其病已危，犹复用药，学不明故也，良可罪也。然议者不归罪于酒症丸，亦可责也。夫瘟症在表不可下，况巴豆丸乎？巴豆不已，况复发以辛热之剂乎？彼随众毁誉者，皆妄议者也。（《续名医类案》）

❀【评议】 本例瘟疫，当是热疫，其证可凭。医者首用温下，一误也；次用辛温发汗，二误也。一误再误之后，方悟及是热疫实证，虽用承气汤泻下，然为时已晚，终至不救。张子和通过此案的分析，指出其误于辛热之剂，力辟归咎于承气汤之非议，其实是为其推重攻下法治病树帜。

❀ 大黄愈疫案 ❀

宋宝庆二年丙戌冬十一月，耶律文正王，从元太祖下灵武，诸将争掠子女玉帛，王独取书籍数部，大黄两驼[①]而已。既而军中病疫，得大黄可愈，所活几万人。（《辍耕录》）（《续名医类案》）

❀【评议】 大黄功擅清热解毒，泻下逐邪，用于

---

① 驼：凡以畜负物皆曰驼。

疫毒传于阳明胃府,自然奏效。明末清初吴又可《温疫论》对大黄之类泻下药治疫,推崇备至,说理透彻,很有参考价值。

❀ 热疫宜水案 ❀

邱汝诚因访友,闻邻家哭声,问何故。曰:邻某甲,得时疾。邱令汲水置大桶中,以帘横其人于上,病遂愈。文田案:此瘟疫证由中暍而得者也。(《挥尘新谈》)(《续名医类案》)

❀【评议】 中暍,即中暑。本例谅由感染暑热疫毒而致病,当有高热,烦渴,甚或神昏等证。观其治疗,乃清热涤暑的物理降温之法,值得效仿。

❀ 时疫气脱脉伏案 ❀

苏韬光侍郎云:予作清流县宰,县卒申屠行父之子妇患时疫,三十余日,已成坏症。予令服夺命散,又名复脉汤。人参一两,水二钟,紧火煎一盏,以井水浸冷服之。少顷,鼻梁有汗出,脉复立瘥。凡伤寒时疫,不问阴阳老幼,误服药饵,困重垂危,脉沉伏,不省人事,七日以后,皆可服之,百不失一。

(《续名医类案》)。

🌀【评议】 此乃气脱垂危之证，故用人参益气固脱复脉而获愈。独参汤拯危救急，现代亦常用之。

🎐 冰水救治热疫案 🎐

吴嗣昌治浙督赵清献公名臣，常遘①危疫。吴独排众议，投冰水立苏之，公尊礼若神。曰：君其不朽。(《续名医类案》)

🌀【评议】 此例必见高热神昏，故投冰水其效如神，亦属物理降温之妙法。

🎐 玳瑁瘟治案 🎐

张路玉治洪氏女，初冬发热头痛，胸满不食。已服发散消导四剂，至六日，周身痛楚，腹中疼痛，不时奔响，屡欲圊而不行，口鼻上唇忽起黑色成片，光亮如漆，与玳瑁无异，医骇辞去。张诊之，喘汗脉促，神气昏愦，虽症脉俱危，喜其黑色四围有红晕，鲜泽若痘疮之根脚，紧附如线，他处肉色不变，许以可治。先与葛根、黄芩、黄连，加犀角、连翘、荆、

① 遘（gòu）：遭遇。

防、紫荆、人中黄，解其肌表毒邪。俟其黑色发透，乃以凉膈散加人中黄、紫荆、乌犀，微下二次。又与犀角地黄汤加人中黄之类，调理半月而安。此症书所不载，唯庞安常有玳瑁瘟之名，而治法未备，人罕能识。先是一人患此濒危，口耳鼻孔皆流鲜血，亦不能救。大抵黑色枯焦不泽，四围无红晕而灰白色黯者，皆不可救。其黑必先从口鼻至颧颊目胞两耳，及手臂足胫，甚则胸腹俱黑，从未见于额上肩背阳位也。（《续名医类案》）

❀【评议】 玳瑁瘟古医籍虽有记述，但语焉不详，临床亦极罕见。本例对此病的临床症状、辨识要点、预后判断和治法方药等有所提示，特别突出治疗以清热解毒为主，可备一格。

❀ 鸬鹚瘟治案 ❀

程兄，腮颊红肿，呕恶恶寒，发热不食，下午烦躁，口苦不寐，此俗名鸬鹚瘟是也。乃少阳阳明二经之症，法当清解，以柴胡、贯众各一钱，干姜、竹茹、半夏曲各一钱，黄连、枳壳各七分，甘草四分，一帖而减，二帖而安。（《续名医类》）

❀【评议】 方中贯众一药，用得甚妙。现代药理试验表明其有抗病毒作用，临床多用于流行性感冒、流行性乙型脑炎、流行性腮腺炎等病毒性疾病的防治。

🌸 发颐验案 🌸

陈瑞之七月间患时疫，初发独热无寒，或连热二三日，或暂可一日半日，热时烦渴无汗，热止则汗出如漉。自言房劳后乘凉所致，服过十味香薷、九味羌活、柴胡枳桔等十余剂，烦渴壮热愈甚。张诊之，六脉皆洪盛搏指，舌苔焦枯，唇口剥裂，大便五六日不通。虽云病起于阴，实则热邪亢极，胃腑剥腐之象。急与凉膈加黄连、石膏、人中黄，得下三次，热势顿减。明晚，复发热烦渴，与白虎加人中黄、黄连，热渴俱止。两日后，左颊发颐，一晬①时即平，而气急神昏。此元气下陷之故，仍与白虎加人参、犀角、连翘。颐复晬发，与犀角、连翘、升、柴、甘、桔、牛蒡、马勃。二服，右颐又发一毒，高肿赤亮，疡医调治四十日而安。同时患此者颇多，良由时师不明此为湿土之邪，初起失于攻下，概用发散和解，引邪泛滥而发颐毒。多有肿

---

① 晬（zuì）：一昼夜。

发绵延，以及膺胁肘臂，如流注溃腐者，纵用攻下解毒，皆不可救，不可以发颐为小症而忽之。（《续名医类案》）

❀【评议】 证见烦渴壮热，脉洪苔焦，唇裂便秘，阳明经腑俱热，故清气通腑并投而热势得挫。无奈继则左颊发颐，伴气急神昏，转方以清热解毒之普济消毒饮加减，不失是对证之法。惟患者已见神昏，从西医学观点来看，当提防腮腺炎伴发脑炎。据此病机，治法可配合醒脑开窍，似更合适。

❀ 羊毛瘟验案 ❀

钱国宾治管船王元暴病，头痛身热，倦卧懒动，不恶寒，止畏热，舌红肌黄，二便不利，六脉浮洪。视其症脉，瘟病也。用清凉发散之剂，八日罔①效。再四审之，心胸腹胁，俱无他症，口渴饮水，欲向外卧。令人移出，解衣视其前后心间有黑点数十，如疙蚤斑，知为羊毛瘟也。用小针于黑处一挖即出毛一茎，凡取数百茎，乃少安。日食西瓜十一个，数日乃愈。（《续名医类案》）

❀【评议】 此案文田按曰："热在胃腑，而求之肌

① 罔（wǎng）：无；没有。

表之间，安得见效？此白虎证也。凡善治温病者，以汗解，其次以疹解，其次以斑解。至于斑点发黑，此阴伤于辛散之故也；而随俗指为羊毛瘟，岂非庸医乎？"可供参考。

感受瘴气治案

陈三农治制府王姓，感冒瘴气，寒热，胸膈饱闷，头疼眩晕，恶心，脉数而洪。用藿香正气散加厚朴、槟榔、羌活、防风、苏叶，一剂而寒热退，头不疼。减去羌、苏、防风，加草豆蔻、半夏、枳壳，恶心胀闷发热俱愈。（《续名医类案》）

梧州方姓，脉弦而数，头疼身痛，恶心饱闷，发热。用羌、防、芎、苏、藿、朴、二陈、苍术、甘草、槟榔，二服而愈。因饱胀未全退，加草豆蔻、草果方愈。（此头疼、恶心、饱胀，所以异于感冒，乃瘴气也。）（《续名医类案》）

端州李别驾，镶蓝旗人，年四十余，能骑射。署雷州府时，善搏虎，不避风雨寒暑，涉溪陟岭，染瘴已深。其所感风寒暑热，不一而足，且久客半载，甫归本署，未暇休息，遂往省谢谒上台，可谓劳于公事，忘于己躬①。其如积邪所感，猝然皆发。医者纷沓，据云略为解散，已进补剂，而邪气大作，寒热，神昏谵语，脉空数无根，神气散乱，补泻兼施，而议论纷然矣。招陈往视，脉已如水上萍，刻刻欲脱，寒热间作。盖受病既深，精气两虚，邪气正炽，难以措手。拟用五积散加附子、人参，去麻黄而易羌活。已言明不治之症，不忍坐视，勉尽愚诚，立方有难色，不欲下药之语，遂置不用。越一宿，复拉往视，脉症殆甚。因见案头昨药尚存，遂坚辞而出。后闻以阴疟阳虚，而用金匮肾气汤加参者，有以为虚症似疟，当用补中汤而加参、附者，三剂而神昏气喘，虚汗如雨，足冷而脱矣。不知此症，初实受瘴气，屡感深寒，今则乘虚而发，语云伤寒偏死下虚人，况瘴气而风寒暑湿备感者乎！（《续名医类案》）

⚫ 【评议】 以上3例，俱出《续名医类案》瘴案。瘴，即瘴气。又称山岚瘴气、瘴毒、瘴疬。《医学正传》："岭南闽广等处曰瘴气，盖指山岚雾露烟瘴湿热恶气而名之也。"案3极似西医学所称的"恶性疟疾"；前两案，据其寒热，胸膈饱闷，头痛眩晕，恶心等症来看，颇似"中暑""冒暑"一类疾患，当不

---

① 躬：身体。

属疫病范畴，附此以供鉴别。至于治法，藿香正气散为暑病常用之方，惟案3病情危重，诸医束手，所处之方，亦非良法，故患者以死告终。这里值得一提的是，现代据《肘后备急方》治疟单方研制的青蒿素，对恶性疟疾有特效，说明古医籍中蕴藏着大量精华，亟需继承弘扬。

疫病从症不从脉案

邑尊桐王公，署中谭幕友病疫，神昏谵语，身热恶热，口苦耳聋，扬手掷足。医以阳症阴脉为难治，公乃延予。予曰：此脉厥也。邪在少阳阳明，热盛气壅，故脉厥。但时疫与伤寒所受不同，诸名家论之详矣。临症制宜，不可拘执。如此脉症，当兼清下以解其毒，可无忧也。公问愈期，予曰：七日可愈。遂仿大柴胡汤，柴胡、黄芩、芍药、枳实、石膏、大黄，为之两解，果如期而愈，公自是加敬焉。（《赤崖医案》）

【评议】 疫病而出现"脉厥"，吴又可《温疫论》早有专篇记载，谓："温疫得里证，神色不败，言动自如，别无怪证，忽然六脉如丝，微细而软，甚至于无，或两手俱无，或一手先伏，察其人不应有此脉，今有此脉者，皆缘应下失下，内结壅闭，营气逆于内，不能达于四末，此脉厥也。亦多有过用黄连石膏诸寒之剂，强遏其热，致邪愈结，脉愈不行。医见脉微欲绝，以为阳证得阴脉为不治，委而弃之，以此误人甚众，若更用人参、生脉散辈，祸不旋踵，宜承气缓缓下之，六脉自复。"对"脉厥"的临床表现、形成机理、治疗方法和注意事项做了精辟的阐述。对照本例，虽然临床表现有所不同，但其病理机制如出一辙，故汪氏（注：《赤崖医案》作者汪廷元）采取清泻解毒之法，果如期而愈，其借鉴《温疫论》之明训，跃然纸上。

🌸 疫痧验案 🌸

罗衡书学兄，合卺①之四日，与令眷同发热，恶寒，喉痛。时严镇与附近村坊，发咽喉痛痧，传染方盛，状类伤寒温热，但一见昏沉闷乱，痧毒攻入心胞，不知治之之法，即顷刻不救，较之伤寒温热，其祸尤速。盖痧本疠气，亦有寒热，医家须详辨论治，方免差误，不可一途而取。但是年咽喉痛痧，其所见

---

① 合卺（jǐn）：古代婚礼中的一种仪式。剖一瓠为两瓢，新婚夫妇各执一瓢，斟酒以饮。后多以"合卺"代指成婚。

诸兼症，大抵皆属于热，亦感触之气然也。乃诸医率用辛温散寒，故往往轻者致重，重者致死。衡兄燕尔[1]新婚，病已三日，始邀予诊，舌赤起刺，涎多干呕，喉肿急痛，皮肤蒸热。予即令其刮痧，欲用辛凉之药，不信，另请他医，仍主温散，又令捣生艾叶汁含漱，喉中热如火灼，痛如刀割，其势更甚，滴水亦难咽矣。次日，复来促予，诊其脉，则洪大而数，视其喉，则色如紫葡萄。予谓伊令叔藉云兄曰：事急矣，不可不尽言。时人以房失即为阴症，此世俗谬论，前贤驳之极是，故有无房失而当用温热者，有有房失而不可妄用温热者，令侄乃染痧疫，按之脉与兼症，皆为阳火，绝无丝毫阴寒，况在新婚之后，肾水先已大伤，所以燎原之势，更难向迩[2]。幸年少病实，急为清君相之火，解时行之疹，尚或可救。若再犹豫不决，恐失时莫追矣。藉兄乃曰：吾今听子而行。予为针两手少商穴，以泄其毒，方用知母、黄连、大力子、忍冬花、川郁金、连翘、元参、天花粉、丹皮、桔梗、射干。夜分，其痛大减，可以合眼而睡。次日再饮一剂，外热既除，喉舌亦退，大便如酱，小便黄长，则疫邪已解矣。为增损四服而全安。其令眷感受

---

① 燕尔：俗以为婚姻之称。
② 向迩：不可接近。

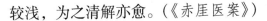

较浅，为之清解亦愈。(《赤崖医案》)

◉【评议】 疫痧又称"烂喉疫痧"，属瘟疫病范畴。盖疫病可分寒疫、热疫两大类型，据本例证状，当属热疫无疑，故方用清热解毒为主。又咽喉乃肺脏之门户，遂配合针刺少商穴，以泄肺经热毒。针药并施，奏效尤捷。

大实似虚救治案

江景岳翁，因劳染疫，身热口干，呢喃呓语，四肢不举，僵卧如塑，扶起则头倾视深，毫不能动。予以为大实有赢状，不信，医为汗之，而病如故。医又疑其正虚，用归脾等补剂，病人云此药甚好，心中方有把握，遂更进一服，至夜半而热甚，舌黑唇裂，浑身瞤动，反昏愦不语，循衣摸床，目睛不转。凡乡城有名者率请至，咸谓不治，本家议备后事，勿复与药矣。予以脉尚可救，急与生地黄、人中黄、黄芩、麦冬、犀角、枳实、花粉等剂。热减神清，再剂则所见危症皆退，生机勃然矣。但久未更衣，而阴津已为热耗，即于前方增减，少加大黄外，仍用蜜导，大便遂通，余邪尽去，乃渐次调补以起。(《赤崖医案》)

【评议】 "大实有羸状，至虚有盛候"，这是判别虚实真假和衡量医者辨证水平的至理名言。本例症候极似虚证，前医辨识不清，误用归脾等补剂，病情益剧，以致夜半热甚，舌黑唇裂，神昏不语等热盛津伤之象暴露无遗，势已濒危。汪氏据证投以滋阴清热解毒之剂，遂化险为夷，沉疴立起。"无实实，无虚虚"，此之谓也。

以色脉预断不治案

徐与岩先生三公郎，夏月自徽至京口典内，病疫，服表散温燥十余剂，热不为汗衰，势已大剧。徐之长君郑力，张学兄之亲也，因绍介①焉。予曰：疫邪发于膜原，妄汗妄燥，劫伤阴液，斫②削元气。今色脉俱见败征，五日当黑苔口噤，搐搦气喘而死。长君奉二百金为寿，且云后当重酬，予力却之，虽立案主方，固知其无济也。无何恶候果见，即力辞归。长君言已请蔡时林先生，恳留议救，及蔡君至，诊视后，阅前诸方，则痛诋不通，至予二方，则沉吟敬服，问讯再三，欲一见定交焉。予执前议，翁犹以病

---

① 绍介：同"介绍"。
② 斫（zhuó）：本义为大锄，引申为斩、砍。

虽险重，似尚可图，予即渡江回扬。越二曰，竟死。所以知其必死者，脉数疾无神，面起黑气，烦乱失措也。力张兄深毕①予不贪利而能决死生，有先见之明云。(《赤厓医案》)

◉【评议】 临床判断疾病之预后吉凶，须"四诊"综合分析，其中脉诊更是重要一环。本例疫病迭进误治，已见"脉疾无神"，结合"面起黑色，烦乱失措"等恶候，汪氏断为"色脉俱见败征"，知必死无疑，终如其言。临证识病难，决断预后更难，是案可资借鉴。

❀ 发斑紫黑相间案 ❀

正阳门外，蒋家胡同口内，祥泰布铺，祁某，晋人也。长郎病疫，原诊谢以不治，又延一医，亦不治。及至邀余，已七日矣。诊其脉，六部全伏；察其形，目红面赤，满口如霜，头汗如雨，四肢如冰；稽其症，时昏时躁，谵妄无伦，呕泄兼作，小水癃闭，周身斑疹，紫黑相间，幸而松活，浮于皮面，毒虽盛而犹隐跃，此生机也。检视前方，亦用犀、连，大剂不过钱许，乃杯水之救耳! 予曰：令郎之症最险，不

---

① 毕 (wěi)：是；对。

畏予药过峻，死中求活，不然，变在十四日。祁恳甚切，予用大剂，石膏八两，犀角六钱，黄连五钱，余佐以本方（注：指清瘟败毒饮）之味，加伏龙肝一两，滑石五钱，木通三钱，猪苓、泽泻各二钱，更加生地一两，紫草三钱，归尾三钱，大青叶二钱。以色紫黑也，连投二服。至九日脉起细数，手足回温，呕虽止而泄如旧，仍用本方去伏龙肝，又二服。至十一日，脉转洪数，头汗遂止，黑斑变紫，小水亦利，大便亦实，但妄谵如前，身忽大热，烦躁更甚，大渴不已，以火外透也，仍用本方去滑石、木通、猪苓、泽泻，加花粉、山豆根，以喉微痛也，更以冰水与服，以济其渴。又二帖，色转深红，热势稍杀，谵妄间有，犹渴思冰，投本方减生地五钱去归尾、紫草、豆根、花粉。又二服，诸症已退十分之三，药减四分之一，但饮水而不思食。祁疑而叩曰：病虽减，而十数日不食，尚能生乎？予曰：生矣，按法治之，二十一日方可全愈。又二服，斑化多半，胃气渐开，热亦大减，照本方药减四分之二，去大青叶。又二服，斑点全消，饮食旋食旋饿，方能起坐，诊其脉，尚有六至，犹有余热，不即清之，其势复张，更难为力，犹用石膏二两四钱，犀角三钱，黄连二钱，余亦类减。十九日用石膏一两二钱，犀角二钱，黄连一钱，加乌梅三个，酸以收之也。予曰：前言二十一日，方能成功，今已十九日矣，令郎如此，可见前言之不谬也。祁某喜曰：若非立定主意，几为众口所误，初立此方，体全堂不肯卖药，叩其所以，言误开分两，以八钱为八两、六分为六钱耳。予历指同乡服此得痊者颇多，虽卖，犹嘱以再三斟酌。二十日犹用石膏八钱，犀角钱半，黄连八分，加洋参二钱，麦冬三钱，归身二钱，川芎一钱，以调气血。二十一日用八珍汤加麦冬、五味，立方需大纸一张。昨言初方药店不肯发药，今令郎已愈，录一治法于方前，计服石膏、黄连、犀角若干，使彼知予用药之奇，即药铺亦未之见也。

录曰：瘟毒发斑，疫症之最重者，然有必活之方，无如医家不敢用，病家不敢服，甚至铺家不敢卖，有此"三不敢"，疫疹之死于误者，不知凡几，可胜叹哉！令郎之症，蒙相信之深，邀予诊治。予用大剂连投十五帖，今已全安，计用石膏六斤有另，犀角七两有另，黄连六两有另。此前人所未有，后人所未见，故笔之于书，以征奇效。（《疫疹一得》）

● 【评议】 案中所谓"本方"，即余氏（注：《疫疹一得》作者余师愚，下同）所制之清瘟败毒饮。病重药重，病轻药轻，这是治病用药之常理。然则如本案之用重剂至此者，亦鲜见矣。此全凭医者之经验和胆识。前贤有云："有是证即用是药"。可否再加一句："有是证即用是量"，本案即是明证也。

🌸 发斑紫黑呃逆案 🌸

丙午夏四月，塞道掌姪孙兆某者，病疫已十一日，原诊辞以备后事，塞公另延一医，用理中汤。兆某妻舅工部员外伊公，素精医术，不肯与服，曰：若治此症，非余某不可。其家因有人进谗言，予用药过峻，惧不敢请。伊公力争，恳予甚切，予因知遇之感，慨然同往。诊其脉，沉细而数，验其症，周身斑点，紫黑相间，加以郁冒直视，谵语无伦，四肢如冰，呃逆不止，舌卷囊缩，手足动摇，似若循衣，此实危症，幸而两目红赤，嘴唇焦紫，验其是热。检视前方，不过重表轻凉，此杯水投火，愈增其焰，以致变症蜂起。予用大剂，更加元参三钱，大青叶二钱，使其内化外解，调服四磨饮。本家惧不敢服，伊公身任其咎，亲身煎药，半日一夜，连投二服，呃逆顿止，手足遂温。次日脉动转洪数，身忽大热，以毒外透也。予向伊公曰：按法治之，二十一日得痊，但此剂不过聊治其焰，未拔其根，药力稍懈，火热复起。

一方服至五日，病势大减，药亦减半；服至八日，药减三分之二，去大青叶；服至十日，药减四分之三。以后诸证全退，饮食渐进。计服石膏五斤十四两，犀角四两六钱，黄连三两四钱。举家狂喜，始悔进谗者之误也。（《疫疹一得》）

● 【评议】 本例病疫已十一日，从其脉症来看，显系热疫，故余氏投以大剂清瘟败毒饮加味，内化外解，病情顿减，其后按法治之，病乃痊愈。此等证，若误投前医所拟之理中汤，犹如抱薪救火，必犯《伤寒论》所谓"一逆尚引日，再逆促命期"之训；若投又一医之重表轻凉，此则病重药轻，有如杯水车薪，无济于事。余氏细察病情，洞悉病机，立法准确，投剂恰当，宜其取效也。

斑疹不透昏愦呃逆案

右营守府费公名存孝者，年近七旬，癸丑四月，病疫已八日矣。诊其脉，细数无至，观其形色如蒙垢，头汗如蒸，昏愦如痴，谵语无伦，身不大热，四肢振摇且冷，斑疹隐于皮内，紫而且赤，幸不紧束，此疫毒内伏，证亦危矣。如斑不透，毒无所泄，终成闷症，毙在十四日。检视前方，不外荆、防、升、葛，不知毒火壅遏之症不清，内热不降，斑终不出，徒肆发表，愈增其势，燔灼火焰，斑愈遏矣。予用大剂，石膏八两，犀角六钱，黄连五钱，加大青叶三钱，升麻五分，使毒火下降，领斑外透，此内化外解，浊降清升之法。次日，周身斑现，紫赤如锦，精神若明若昧，身亦大热，手足遂温，间有逆气上冲，仍照本方加生地一两，紫草三钱，调服四磨饮。其侄惧逆气上冲，予曰：无妨，服此即止。进门时，见又贴有堂号，因问曰：又延医乎？其侄曰，相好请来，但诊其脉，不服药耳。予曰：予治此证，前人未有，昨日敢服此方，令叔活矣。然见者必以为怪．君其志之。后医者至，果见予方，大叱其非，曰：一身斑疹，不按古法，用如许寒凉，冰住斑疹，如何能透？急宜提表，似或可救。即用荆、防、升、葛，更加麻黄，连服二煎，及至半夜，呃逆连声，四肢逆冷，足凉过膝，举家惊惶，追悔莫及，守城而进，即门求见，问其所以？曰：变矣。问服何方？曰：他方。予曰：既服他方，仍请他治之。其侄见予不往，权①将四磨饮原方，连灌二煎，呃逆顿止，手足遂温。转恳予素契②者，登门叩恳。予怜其以官为家，又系异乡

① 权：姑且。
② 契：意气相合；投合。

78

人，仍按本方，大剂调治，二十一日痊愈。计用石膏五斤两，犀角五两二钱，黄连四两八钱。此癸丑四月间事也。(《疫疹一得》)

【评议】 疫毒内伏，斑疹隐于皮内，且四肢冰冷，危证迭出。此证若见识不到，最易误认为疫毒伏匿，邪气不得外泄，于是乎急急于提透之法，药用荆、防、升、葛之类。余氏却认为："毒火壅遏之证不清，内热不降，斑终不出，徒肆发表，愈增其势，燔灼火焰，斑愈遏矣。"于是主张应用大剂清凉解毒之清瘟败毒饮，少佐升麻以领斑外透，如是则内化外解，浊降清升，斑出证减而可望向愈矣。方中用四磨饮甚妙，既可降逆止呃，又能疏通气机，托邪外出，利于斑疹透达，更能制约清瘟败毒饮之性，使之寒而不凝也。

虚实疑似案

安徽富藩台堂夫人病疫，初起但寒不热，头晕眼花，腰体疼痛。医者误认虚寒，用六味加杜仲、续断、牛膝、木瓜。两服后，昏沉如迷，呼吸将绝，并不知其为病所苦。令叔五公，现任兵部郎中，邀予往看。诊其脉沉细而数，稽其症面颜红赤，头汗如淋，身热肢冷，舌燥唇焦。予曰：非虚也，乃疫耳。五曰：种种形状是虚，何以言疫？予曰：若是虚证，面颜不至红赤，舌不焦，唇不燥，通身大汗，乃元阳将脱之象，岂独头汗如淋，身热肢冷哉？大剂决不敢服，暂用凉膈散，清其内热，明日斑疹微露，证自明矣。次日斑点隐隐，含于皮内。五见骇然曰：几误矣。即投败毒中剂，加大青叶钱半，升麻五分。次日周身斑见，紫赤松浮，身忽大热，肢亦不冷，烦躁大渴。即换大剂，石膏八两，犀角六钱，黄连五钱，加生地一两，紫草三钱，大青叶三钱。连投二服，斑转艳红，惟咳嗽不止，痰中带血粉红。此金被火灼，即按本方加羚羊角三钱，桑皮三钱，棕炭三钱，丹皮二钱。又二服，嗽宁血止，色转深红，热亦大减。照本方去紫草、羚羊、桑皮、棕炭。减生地五钱，石膏二两，犀角二钱，加木通钱半，滑石五钱，以小水不利也。又二服，诸证已减十分之六，犹用石膏二两四钱，犀角二钱，黄连钱半，生地四钱，去木通、滑石。又二服后，用犀角钱半，黄连八分，石膏八钱，加人参一钱，当归一钱，麦冬三钱，五味子五分。连服二帖，饮食倍增，精神渐旺矣。(《疫疹一得》)

● 【评议】 本例初起颇类虚证，故前医投以补剂。药后病情突变，险象丛生，经余氏细察，患者热象毕露，遂诊为疫，于是药用凉膈散清泄内热，乃得斑疹微透，疫疹明矣。继则毅然决然地投以清瘟败毒饮，不数剂，病获转机。其后出现痰中带血，小水不利等证，随证加减药物，变换剂量，终告痊愈。

疫毒内伏目闭无声肢冷便泄案

世袭骑都尉常公，系户部郎中。观公名岱者，中表弟也。癸丑五月病疫，观公素精医术，调治半月，斑疹暗回，而诸证反剧，已备后事。乃弟因一息尚在，复邀予治。诊其脉，若有若无；观其色，目闭无声，四肢逆冷，大便傍流清水。予谢以不治。合家拜恳，但求开方，死而无怨。予见嘴唇微肿，紫而且黑，知内有伏毒，非不可救。热乘于心肺，故昏闷无声；乘于肝，故目闭；乘于脾，故四肢逆冷；乘于大肠，故傍流清水。检视前方，亦是清热化斑等剂。观公素性谨慎，药虽不错，只治其焰，未拔其根，当此危急之秋，再一探视，死在三七。予按本方，用犀角八钱，黄连六钱，加滑石一两，木通三钱，猪苓、泽泻各二钱，桑皮三钱，瓜蒌霜三钱，另用石膏一斤，竹叶一两，熬水煎药。连进三煎，次日脉起细数，手足遂温，傍流亦减，小水亦通，目开而声出矣。仍用本方去滑石、木通、猪苓、泽泻、桑皮、瓜蒌。又一服，以后逐日减用，七日而瘥。观公登门道谢曰：舍表弟之证，一百死一百，一千死一千，君能生之，敢不心悦而诚服。（《疫疹一得》）

🌸【评议】 本例疫毒内攻，乘于心肺，干于肝脾，下渍大肠，故见症目闭无声，四肢逆冷，大便傍流清水，病情已极危重。余氏以清瘟败毒饮加清肺利水之品，使病情转危为安，乃至瘥愈，实属不易。由是观之，余氏治疫，始终以清热解毒的经验方清瘟败毒饮化裁，且剂量特重，屡起危证，洵非久经临床，熟谙疫疹原委者不办。

🌸 热毒燔灼谵妄若有所见案 🌸

工部员外彩公名柱者，令亲内务府高某，病疫九日，邀予。其脉浮大而数，身热如炉，目红面赤，赤斑成片，忽然大叫，若有所见，卒然惊惕，若有所惧，语生平未有之事、未见之人。举家惊恐，疑有邪附。本地风俗，最喜看香送祟，以至异端之术，不绝于门。予进屋内，香烟一室，满壁符签咒语。予曰：此邪予能去之，将此一概收去，只用大冰四块，安置四角。彩问何为？予曰：当此暑热，病此大热之症，加以香烛辉煌，内外夹攻，不狂何待？此邪热乘于肝胆，故发狂，外用多冰，收其熏蒸暑气，内服清凉解散之药，病除而狂自止，焉有邪附者乎？遂用大剂，七日而愈。(《疫疹一得》)

🌸【评议】 用冰退热，这是物理降温的一种方法，西医对诸如乙型脑炎高热患者，每多采用。但中医对此颇多异议，认为有冰伏邪热不得外透之弊。其实，在中医学文献中用此法早有记载，如叶天士《温热论》治妊娠病温，"如热极用井底泥，蓝布浸冷，覆盖腹上"以护胎，即是其例。关键是在于辨证正确，用之得当耳。

🌸 阳极似阴案 🌸

理藩院侍郎奎公四令弟病疫，昏闷无声，身不大热，四肢如冰，六脉沉细而数。延一不谙①者，已用回阳救急汤，中表兄富公，力争其不可。及予至，诊其脉，沉细而数；察其形，唇焦而裂，因向富公曰：此阳极似阴，非阴也。若是真阴，脉必沉迟，唇必淡而白，焉有脉数、唇焦认为阴症哉？此热毒伏于脾经，故四肢厥逆，乘于心肺，故昏闷无声，况一身斑

---

① 谙（ān）：熟悉。

疹紫赤，非大剂不能挽回。遂用石膏八两，犀角六钱，黄连五钱，余佐以大青叶、羚羊角。连服二帖，至夜半身大热，手足温，次日脉转洪大。又一服热减而神清矣。以后因症逐日减用，八日而愈，举家狂喜，以为异传。（《疫疹一得》）

❀【评议】《黄帝内经》云："重阴必阳，重阳必阴"，"热极似寒，寒极似热"，此"物极必反"，是事物变化之规律也。本例阳证而见阴象，若医者认识不真，反被假象所惑，而投热药，则祸不旋踵。余氏诊断为"阳极似阴"，投大剂清热解毒之品，挽狂澜于既倒，足见其胆识不凡。

❀ 鼻血泉涌发斑案 ❀

癸丑冬月，国子监司业五公名格者，二令媳病疫，恶寒发热，头痛呕吐。请一医者，用表散药，加藿香、半夏、苍术，其症反极。又延一人，用清凉之剂稍安，次日加石膏三钱，犀角八分，黄连五分，脉转沉伏，四肢逆冷，昏迷若昧，医者认为转阴，谢以不治。五公满服愁怀，徘徊庭院。夫人曰：数年前活我者谁乎？五公恍然大悟曰：非此人断乎不可，邀余述其所以。予诊其脉，验其症色，曰：此易事耳。五曰：明系热症，投凉药反剧，更有何术？予曰：治病犹用兵也，小固不可以敌大，弱固不可以敌强，病大药小，反增其势，予按法治之，管教十四日而愈。未几二令郎亦病，诊其脉，观其色，曰：令郎之症，受毒已深，较令媳更重。即按法治之，七八日，种种变症难以枚举，好在二十一日。两服后，周身斑点紫赤相间，有紧有束，有松有浮。五公骇然曰：君言较前更重，何其验也。即用大剂，石膏八两，犀角六钱，黄连五钱，更加生地一两，紫草三钱，归尾二钱，大青叶三钱。一服三煎，更以四煎熬水，次日煎药。一方服至六帖，紧者松，束者浮，但鼻血泉涌，谵妄无伦。五惧去血过多。予曰：此热血妄行，毒犹因此而得发越，止之甚易。即照本方加棕炭三钱，桑皮三钱，羚羊角三钱，两服血止，去桑皮、棕炭、羚羊。又二服，胃气渐开，色转淡红，渐有退者，用石膏四两，犀角四钱，黄连三钱，去紫草、归尾，减生地五钱，大青叶钱半。又二服，斑全消，用生地三钱，犀角三钱，黄连二钱，石膏二两八钱。又二服，饮食大进，自颈至胸，复泛红砂，此余毒尽透也，用生地三钱，犀角二钱，黄连钱半，石膏一两六钱。又二帖，精神渐长，仍用生地三钱，犀角钱半，黄连八分，洋参一钱，麦冬三钱，归身钱半，石膏八钱，酸梅二个。又三服而安。五公喜而言曰：小儿之生，先生再造矣。予曰：前治令媳，乃救令郎耳！此症若初服生姜、半夏、苍术、藿香，断不能救。斑乃胃热之症，诸药大能燥胃，火上添油，尚望生乎？嗣后一家连治七人，俱是大险，在我治之无难，五亦服之若素。（《疫疹一得》）

❀【评议】 患者鼻血如涌，周身发斑，紫赤相间，谵妄无伦，此热毒深入营血，迫血妄行，神明被扰之明征，余氏以大剂清瘟败毒饮清营凉血解毒，方与证合，故效验自彰。

❀ 嘴唇颈腮焮肿案 ❀

四川闻藩台二令媛，癸丑冬月一病即斑，其色深红而松浮，证原不重，但脉细数有力，此内有伏热。即用中剂，加大青叶，连投五服，斑退而神安。再二服，可以无事。因年轻畏药，不肯多服，又不忌饮食，越七日，身忽大热大渴，嘴唇焮肿，牙缝流血，口秽喷人。予用大剂，加生地一两，次日热渴稍杀，而颈亦红肿，即于本方加牛子、夏枯草、银花各三钱。连投三服，颈虽消，右腮又肿。又于本方去牛子、夏枯草，加板蓝根、马勃。又三服而腮肿全消，唇亦稍散，周身泛砂，红白相间。又于本方去板蓝根、马勃，加大青叶。又三服，嘴唇全消，通身脱皮成片。彼按本方调理十余日方痊。此证计用石膏八斤有零，犀角八两，黄连七两。闻公任部曹时，与予契交，夫人信任无疑，是以得痊。（《疫疹一得》）

● 【评议】　本例疫疹，因症见大热大渴，嘴唇嫩肿，颈腮亦肿，牙缝流血，口秽喷人，证类大头瘟，且热毒极为深重，故余氏以清瘟败毒饮融合普济消毒饮意，大剂清热解毒迭进，方得痊愈。此等证用此等药，且剂量特重，既要有医者之胆识，又要病家之信任，医患配合，始克有济。

🌸 舌苔如甲案 🌸

正红旗护军活隆武者，乃太仆寺员外郎华公胞侄也，系于世好。丙午夏，出疹本轻，尊人畏予用药过峻，惧不敢邀，及至舌卷囊缩，方邀予治。诊其脉，细数有力；观其色，气壮神昂，非死候也。及验其舌，其黑如煤，其坚如铁，敲之戛戛有声。因问曰：前医何以不药？尊人曰：彼云满舌皆黑，前人列于不治。予曰：水来克火，焉有苔厚如甲哉？按此起病之初，舌苔必白而厚，此火极水化之象，误以为夹寒，妄肆温表，燔灼火焰，以致热毒阻于中焦，离不能下降，坎不能上升，热气熏蒸，由白而黄，由黄而黑矣。治宜重清胃热，兼凉心肾，非大苦大寒，不能挽回，即用大剂，重用犀、连，更加生地、知、柏，抑阳扶阴。连投四服，其苔整脱，亦如舌大，后用三小剂而痊。（《疫疹一得》）

❀【评议】 此患之舌苔，临床并不多见，余氏结合患者脉证及前医误治病史，断定为火极似水之象，即用大剂清瘟败毒饮加味，重清胃热，兼凉心肾，乃抑阳扶阴之法，竟获甲苔整脱而病愈之奇效。

❀ 误服寒凉变证案 ❀

吴立夫，贫人也。患时邪四五日，寸关皆沉，手足逆冷，舌堆厚苔，腹大而痛，起卧不宁，虽诊脉时，片刻亦不自持，而人事甚清，乃阴躁也。以达原饮去芩，加桂枝、炮姜，一服而脉出肢温，三服而脉大。始复发热，待其壮热，复用小柴胡全方，一服而平。询其初起之时，前医已用凉剂，症乃因药制成，时邪瘟疫之中，本无阴症也。（《黄澹翁医案》）

❀【评议】 本例实属邪伏膜原的温疫，舌堆厚苔（有似吴又可所说的白如积粉），是其证也。对其治法，吴氏《温疫论》立达原饮以宣透膜原之邪，使之外达而解。无奈前医妄投寒凉，致邪遏不达，反成阴证。黄氏改投达原饮去芩加桂、姜，一服脉出肢温，三服而脉大。此膜原之邪得以外达，于是发热复见。继服小柴胡汤和解半表半里之邪，病遂全瘳。

温疫数下而愈案

疫病由于毒气传染，入于口鼻，留于募原，一染而即发热不断，舌则见有黑白黄苔，既不可用三阳升提之药以助热，犹不可用滋阴归、地之药以滞邪，惟看毒气浅深，酌其疏利攻逐轻重以为调治。岁乾隆戊申，余族瘟疫盛行，东川文郎，先于旧腊传染，余见胸腹胀满，有热无寒，大便不解，头痛耳聋，已知是疫。其病有一岳父与余商用六味地黄，及加天冬、麦冬，余亟止之。既而用之不效，且见复传，始悔于药不符，仍托委余调理。余因渠家信任，情实难辞，勉强支应，但不先期言其病之去路，必致信而复止。余用黄芩、知母、槟榔、川朴、枳壳、大黄，嘱其多服则解，解则身必战汗外出而退，逾时药停大便复闭，闭则复潮，潮则又服此药，或一剂以至数剂，大便复解，解则汗出潮退，转辗便仍作秘，而潮复作，治仍不离原药，但后之潮，较前之潮稍轻，仍应再用前药而愈。无奈委之至再，始虽见从，至久急欲见愈，必致中而复疑。适有亲房一医从中惑乱，乌有久病之症，可用如许下药之多，再下必致见毙，于此急用参救，尚可挽回，渠家半信半疑。余嘱切勿用参，奈医贴近病处，余实莫阻。果尔用参气粗，仍信余用下药而愈。（《锦芳太史医案求真初编》）

❀【评议】 本案之疫，实则吴又可《温疫论》所论之疫。吴氏治疫，强调"客邪贵乎早逐"，主张"急证急攻"，"因证数攻"。黄氏锦芳遵循吴氏之经验，采用达原饮加减，既宣透募原之邪，又以大黄通里攻下，放邪出路，迭进数剂，方得病势渐轻。无奈病人中途生疑，又听信他医之言，改投人参，致生他变，后黄氏坚用下药而愈。

🦋 防风通圣散治三焦俱实案 🦋

当夏忽冷忽暖，感染疫疠不正之气，憎寒壮热而无汗出，头目昏眩，口苦鼻塞，面颔俱肿，大便闭，小便赤涩，风火相乘，内热壅而为毒，表实三焦俱实，拟用防风通圣散加味。

防风五分　连翘五分　荆芥五分　炒白芍五分　石膏

一钱　滑石三钱　川芎五分　当归身五分　黑山栀五分
牛蒡子五分　金银花一钱　川贝母五分　炒白术五分　麻
黄五分　薄荷五分　桔梗一钱　瓜蒌仁一钱　淡黄芩一钱
大黄五分，酒蒸　芒硝五分　甘草二钱　生姜二片　葱白三
枚（《南雅堂医案》）

　●【评议】　热毒壅盛三焦，表里俱实，刘河间防
风通圣散确是对证之治。《医方考》对其方义分析甚
为精辟："是方也，用防风、麻黄泄热于皮毛；用石
膏、黄芩、连翘、桔梗泄热于肺胃；利用荆芥、薄
荷、川芎泄热于七窍；用大黄、芒硝、滑石、栀子泄
热于二阴；所以各道分消其势也。乃当归、白芍者，
用之于和血；而白术、甘草者，用之以调中尔。"是
方乃融解表、清热、泻下、渗利于一方，使表里上下
之邪由窍道而出，实为放出路的经世良方，临床尤适
合于治疗包括瘟疫在内的外感病。

凉血开窍治疫痧案

　　疫毒上壅喉哑，口糜舌赤，丹疹隐约未透，急以
芳香逐秽消毒，免有窍闭神昏之虞。

　　犀角一钱　金银花三钱　连翘二钱　玄参二钱　鲜生
地三钱　石菖蒲一钱五分　金汁一盏　另吞至宝丹三分

（《南雅堂医案》）

🔵【评议】 本例为烂喉痧，相当于西医学所称的"猩红热"。据其症状，乃热毒渐入血分，胞络闭阻堪虑，故用犀角地黄加减凉血解毒，复加至宝丹逐秽开窍。方中金汁功擅清热解毒，因药源不洁，现已不用。

🌸 人参败毒散治疫案 🌸

感受时疫之气，头痛憎寒，壮热不已，腮肿喉痹，拟用人参败毒散，为扶正托邪法。

人参一钱　白茯苓一钱　枳壳一钱　生甘草五分　桔梗一钱　前胡一钱　羌活一钱　独活一钱　柴胡一钱　川芎一钱　生姜两片（《南雅堂医案》）

🔵【评议】 本例属温毒之病，邪尚在肌表经络而未入脏腑，故用人参败毒散扶正托邪。惟是方偏于温散，临证当权衡热势之微甚，适当加入银花、连翘、蒲公英、板蓝根等清解热毒之品。如确诊为发颐（古称"虾蟆瘟""大头瘟"之类）普济消毒饮亦可择用。

🌸 邪袭膜原用达原饮案 🌸

寒热往来如疟，口渴，脉右手独大，时邪干袭膜

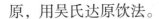

原，用吴氏达原饮法。

草果五分　川朴一钱　淡黄芩一钱　生甘草五分　槟榔二钱　白芍药一钱　知母一钱（《南雅堂医案》）

●【评议】　达原饮是吴又可《温疫论》治疫的主方，适用于温疫初起，邪客膜原之证。对其方义，吴氏自按曰："槟榔能消磨，除伏邪，为疏利之药，又除岭南瘴气；厚朴破戾气所结；草果辛烈气雄，除伏邪盘踞。三味协力，直达其巢穴，使邪气溃败，速离膜原，是以为达原也。热伤津液，加知母以滋阴；热伤营气，加白芍以和血；黄芩清燥热之余；甘草为和中之用。"笔者经验，本方对疟疾有较好的效果。方中主药草果、槟榔、川朴，古方截疟七宝饮（《云岐子保命集论类要》）中亦为要药。该三药的组合，其抗疟的作用，很值得深入研究。

🦴 热毒内炽邪郁不达用急下存阴法获转机案 🦴

时疫来势甚暴，目赤口渴，壮热无汗，斑疹隐约未透，烦躁不已，脘腹按之作痛，大小便闭涩，热毒内炽，邪势不能外达，防有内陷昏喘之变。考诸《内经》病机，暴注下迫，皆属于热。长沙方论急下一法，亦正为存阴而设。兹拟仿凉膈法，并加味酌治，俾热从外出，火从下泄，冀其邪去正复，得有转机。

连翘三钱　大黄一钱，酒浸　芒硝一钱五分　牛蒡子一钱五分　枳实一钱　栀子八分，炒黑　甘草一钱五分　淡黄芩八分　薄荷八分　竹叶一钱　生白蜜半盏（《南雅堂医案》）

❀【评议】《伤寒论》有急下存阴之法，为后世治疗外感热病（含温疫）顾护阴液树立了典范。叶天士《温热论》和吴鞠通《温病条辨》治疗温病也强调须刻刻顾护阴液。试观本例症候，显系热毒内炽，邪势不能外达，目赤口渴，壮热无汗，斑疹隐约，烦躁便闭，是其征也。故取法于仲景，投《太平惠民和剂局方》凉膈散化裁，俾热从外达，火从下泄，如是阴液得保，转机有望。

❀ 入营犹可透热转气案 ❀

时疫发热，恶心脘闷，斑发未透，神烦无寐，舌绛，热邪欲入营分，滋腻辛燥之剂，均在禁之例。

连翘三钱　竹叶心二钱　金银花二钱　川贝母一钱　鲜菖蒲一钱　玄参一钱五分　麦门冬一钱五分，不去心（《南雅堂医案》）

❀【评议】 症见发斑，神烦，舌绛，邪入心营无疑，故处方效清宫汤化裁。盖清宫汤乃《温病条辨》治温病营阴耗伤，邪陷心包的名方，由玄参心、莲子心、竹叶卷心、连翘心、犀角尖、连心麦冬组成，功能清心热，养阴液、应用是方治疗是证，确是切中肯綮。叶天士指出："入营犹可透热转气"，方中银花、连翘、竹叶轻清宣透，即寓此意。

🕉 热毒夹食滞治案 🕉

传染时邪，忽而头疼晕眩，胸膈胀闷，呕吐黄水臭浊，脉洪大无伦，此为热疫。乃火郁成热，热闭成毒，至速至危之症，急宜泻火清热泄毒，毋使蔓延乃吉。

石膏五钱　玄参五钱　荆芥三钱　生甘草一钱　天花粉二钱　淡黄芩二钱　麦芽一钱　神曲一钱　白茯苓三钱　陈皮八分（《南雅堂医案》）

❀【评议】 热毒兼夹食滞是该患的病机所系，故在石膏、玄参、黄芩清热解毒的同时，加麦芽、神曲、陈皮、茯苓运脾消食，俾无形之邪热无所依附，其病易解也。

❧ 热毒内闭闷疫用转关利窍法治案 ❧

险症猝发，两手脉已沉伏，牙关紧闭，手足瘛疭，神识已昏，此为闷疫，乃热毒炽盛，逼乱神明，势欲内闭，应急事转关法。必俟神清脉回，庶望转机。

犀角尖八分，磨冲　鲜生地五钱　金银花三钱　石菖蒲一钱　黄郁金二钱　香豉三钱，炒　益元散三钱，荷叶包　金汁一杯，冲　粉丹皮二钱　地浆水煎服，并灌紫雪丹八分（《南雅堂医案》）

● 【评议】"闷疫"者，是指其疫邪内闭，不得外泄，逼迫厥阴，致神明紊乱，内风窜动，于是神昏、瘛疭、牙关紧闭等险症猝发。脉象沉伏，是热毒闭陷之的据。当此危急之时，一味清热解毒会使疫邪抑遏，未足恃也。故合用菖蒲、郁金、香豉等品，转关利窍，以冀郁伏之邪得以透达，方能转危为安。又紫雪丹清热开窍并施，动静结合，深合其病机。

❧ 药后出现假象识别案 ❧

荔翁尊堂①，年届六旬，初发寒热，疏散不解，

———————
① 尊堂：对他人之母的尊称。

越日头颅红肿，渐及面目颐额，舌焦口渴，发热脉数。予视之曰：此大头时疫证也。东垣普济消毒饮最妙。翁云：家慈向患肠风，体质素弱，苦寒之剂，恐难胜耳。予曰：有病当之不害，若恐药峻，方内不用黄连亦可。市药煎熟，仅饮一杯，旋复吐出，病人自觉喉冷，吸气如冰，以袖掩口始快。众见其拒药喉冷，疑药有误，促予复诊，商欲更方。细审脉证，复告翁曰：此正丹溪所谓病人自觉冷者，非真冷也，因热郁于内，而外反见寒象耳。其饮药旋吐者，此诸逆冲上，皆属火者也。如盈炉之炭，有热无焰，试以杯水沃之，自必烟焰上腾。前治不谬，毋庸迟疑。令将前药饮毕，喉冷渐除，随服复煎，干渴更甚，头肿舌焦如前。荔翁着急，无所适从。予曰：无他，病重药轻耳。再加黄连，多服自效。如言服至匝①旬，热退肿消，诸恙尽解。可见寒热真假之间，最易惑人。若非细心审察，能不为所误耶？（《杏轩医案》）

❋【评议】　本例辨治的奥妙之处，在于识得病情真假，用药坚信不疑，勿中道动摇易辙，终于获得良效。此等佳案，辨疑形象，说理有据，分析深刻，令人叹为观止。

---

① 匝（zā）：周遍；环绕。

🦠 猪头瘟并合睾丸肿痛案 🦠

礼兄平素体虚，时感寒热，耳旁肿痛。维①时此证盛行，俗称猪头瘟。医与清散药两剂，耳旁肿消，睾丸旋肿，痛不可耐，寒热更甚。予思耳旁部位属少阳，睾丸属厥阴，肝胆相为表里，料由少阳之邪，不从表解，内传厥阴故耳。仿暖肝煎加吴萸，一剂而效。同时族人泽瞻兄病此，予诊之曰：得无耳旁肿消，睾丸肿痛乎？泽兄惊曰：子何神耶！亦用前法治愈。后阅《会心录》，载有肿腮一证云：医不知治，混投表散，邪乘虚临，传入厥阴，睾丸肿痛，耳后全消。昔贤之言，洵不诬也。(《杏轩医案》)

🦠【评议】 西医学认为流行性腮腺炎可并发睾丸炎，中医学对此早有认识，本案和《会心录》所言，足以证之。至于治法，程氏杏轩基于少阳厥阴经络循行部位和肝胆相为表里理论，用暖肝煎加吴萸，确是匠心独运，临证足资借鉴。

🦠 消斑神效汤治疫病发斑验案 🦠

曾治乡中一家八口，患斑皆同，急求医治。予即

---

① 维：通"惟"。

用消斑神效汤而施治之，方用元参一两、麦冬一两、升麻三钱、白芷二钱、白芥子三钱、沙参三钱、丹皮五钱，水煎服。一剂斑势减，再剂斑纹散，三剂斑影尽消矣。此方妙在元参、麦冬以消斑，尤妙在升麻多用，引元参、麦冬以入于皮肤，使群药易于奏功，而斑无不消也。此证如众人患一般者，天行时疫也。嘉庆丙寅，予在洧水，城乡皆染斑疫，概施前方，而活人者多。甲戌回郡，又遇大疫兼有夹斑者，亦以此方救活甚众。若非神力，人岂尽能之耶？吾愿仁人医士，宝之录之，以遍传天下，则功德无量。(《齐氏医案》)

❀【评议】 发斑，乃是疫病中常见的症候，吴鞠通《温病条辨》所立化斑汤，由石膏、知母、玄参、犀角、生甘草、粳米等组成，功能清热凉血，滋阴解毒，适用于温病（含瘟疫）发斑、高热口渴，神昏谵语等症，临床用之，效验显著。本案中"消斑神效汤"，据其所用药物，与吴氏化斑汤有间。然本例奏效之捷，以及齐氏治疗"斑疫"，概施本方，活人者多的经验，可资临床借鉴。

❀ 外用单方治痄腮案 ❀

曹治胡元善，患痄腮肿痛。余以防风、荆芥穗、羌活、连翘、牛蒡子、甘草水煎服。外用赤小豆末，酒醋调敷而安。此证防毒气入喉，即难治矣，慎之。又有一法，用石灰、不拘多少，炒七次，润地摊七次，酒醋调敷肿处立效。（《齐氏医案》）

❋【评议】 本案所载内服方为荆防败毒散加减，意在祛风解毒；外用系单方，简、便、廉、验，可供临床参考。

❋ 温疫误表变证案 ❋

王 三十八岁 五月初十日 温热系手太阴病，何得妄用足六经表药九帖之多。即以《伤寒论》自开辟以来，亦未有如是之发表者。且柴胡为少阳提线，《经》谓少阳为枢，最能开转三阳者。今数数用之，升提太过，不至于上厥下竭不止。汗为心液，屡发不已，既伤心用之阳，又伤心体之阴，其势必神明内乱，不至于谵语颠狂不止也。今且救药逆，治病亦在其中。温病大例四损重逆难治。何谓四损？一曰老年真阳已衰，下虚阴竭；一曰婴儿稚阴稚阳未充；一曰产妇大行血后，血舍空虚，邪易乘虚而入；一曰病久阴阳两伤。何谓重逆？《玉函经》谓：一逆尚引日，再逆促命期。今犯逆药至九帖之多，岂止重逆哉！

连翘三钱　银花三钱　薄荷八分　麦冬八钱　丹皮五钱　桑叶三钱　元参五钱　细生地五钱　羚羊角三钱

辛凉芳香甘寒法，辛凉解肌分发越太过之阳，甘寒定骚扰复丧失之阴，芳香护膻中，定神明之内乱。

十一日　过服辛温，汗出不止，神明内乱，谵语多笑，心气受伤，邪气乘之，法当治以芳香。

紫雪丹五钱　每服一钱。其汤药仍服前方，日二帖。

十二日　《灵枢·温热论》①曰：狂言失志者死。况加以肢厥，冷过肘膝，脉厥六部全无，皆大用表药，误伤心阳，致厥阴包络受伤之深如是。现在危急之秋，只有香开内窍，使锢蔽之邪一齐涌出方妙。且喜舌苔之板者已化，微有渴意，若得大渴，邪气还表，脉出身热，方是转机，即于前方内加犀角三钱。如谵语甚，约二时辰，再服紫雪丹一钱。

十三日　肢厥脉厥俱有渐回之象，仍服前方二帖。晚间再服紫雪丹一钱，牛黄丸一粒。明早有谵语，仍服紫雪丹一钱，不然不必服。

十四日　厥虽回而哕，目白睛，面色犹赤。

连翘二钱　元参五钱　丹皮三钱　银花二钱　麦冬五

————————

①　《灵枢·温热论》：当是《素问·评热病论》之误。因为该篇有"狂言者失志，失志者死"句。

钱　犀角一钱　细生地五钱　煅石膏三钱　羚羊角三钱，今晚一帖，明早一帖。

十五日　即于前方内加：

柿蒂六钱　黄芩二钱　郁金三钱，日二帖。

十六日　诸症悉减，但舌起新苔，当防其复。

连翘二钱　元参三钱　丹皮二钱　银花二钱　麦冬三钱　犀角五分　黄芩二钱　郁金二钱　牛蒡子二钱　柿蒂二钱　细生地三钱，今晚一帖，明早一帖。(《吴鞠通医案》)

●【评议】　本例系温疫误用辛温发表，汗出太过，以致心阴心阳俱伤，邪热乘机内陷心包，出现神乱、肢厥、脉厥等危症。吴氏采取救逆之法，着重用芳香开窍之紫雪丹、牛黄丸，配合清热养阴解毒之品，遂使病情化险为夷，渐入坦途。

❀ 温热兼夹湿浊案 ❀

谢　五月初三日　酒客，脉象模糊，苔如积粉，胸中郁闷，病势十分深重，再舌苔刮白，大便昼夜十数下，不惟温热，且兼浊湿，岂伤寒六经药可治。

连翘钱半　滑石三钱　郁金二钱　银花二钱　藿香二钱　生苡仁三钱　杏仁三钱　黄连钱半　豆豉二钱　薄荷

一钱

今晚一帖，明早一帖。

初四日　温病始终以护津液为主，不比伤寒以通阳气为主。

连翘三钱　黄芩二钱　桑叶三钱　甘草八分　麦冬五钱　银花三钱　薄荷一钱　豆豉二钱　黄连二钱　滑石三钱

今晚一帖，明早一帖。

初五日　旧苔已退，新苔又出，邪之所藏者尚多。脉象之模糊者，较前稍觉光明。

连翘三钱　麦冬四钱　通草八分　银花三钱　薄荷八分　天花粉三钱　桑叶二钱　滑石三钱　黄芩二钱　杏仁三钱　藿香叶八分　黄连二钱　鲜芦根三钱

初六日　脉洪，舌滑而中心灰黑，余皆刮白，湿中秽浊，须重用芳香。

连翘三钱　荷叶边二钱　豆豉三钱　银花二钱　通草钱半　郁金三钱　薄荷一钱　滑石五钱　藿香三钱　黄芩二钱　芦根五钱　黄连三钱

今晚一帖，明早一帖。

初七日　温病已有凉汗，但脉尚数而协热下利不止。议白头翁汤法。

白头翁五钱　生白芍二钱　秦皮三钱　黄芩三钱　黄连三钱

初八日　热邪虽退，而脉仍未静，尚有余热未清。大泄十余日，大汗一昼夜，津液丧亡已多，不可强责小便。再胃之上脘痛，有责之阳衰者，有责之痰饮者，有责之液伤者。兹当热邪大伤津液之后，脉尚未静，犹然自觉痰粘，断不得作阳衰论。且阳衰胸痹之痛，不必咽津而后痛也。与甘苦合化阴气法，既可以保胃汁，又可以蓄水之上源，得天水循环，水天一气，自然畅流。

麦冬六钱　炙草三钱　大生地五钱　火麻仁三钱　生牡蛎五钱　黄连一钱　炒黄芩一钱　沙参三钱　象贝母二钱

煮三碗，三次服。渣煮一碗，明早服。

初九日　即于前方内加：

丹皮三钱　赤芍三钱

初十日　肺脉独大，仍渴思凉。

连翘三钱　知母二钱　银花三钱　桑叶三钱　黄芩二钱　杏仁三钱　生甘草一钱

煅石膏三钱

今晚一帖，明早一帖。

十一日　左关独大，仍喜凉物，余热未清，小便赤，用苦甘法。

黄连一钱　知母二钱　黄芩二钱　生草一钱　丹皮五钱　细生地二钱　桑叶三钱　赤芍二钱　木通二钱　麦冬

二钱

今晚一帖，明早一帖。(《吴鞠通医案》)

⚫【评议】 本例舌苔白如积粉，与吴又可《温疫论》所述的瘟疫病证极为相似。但又可认为"温疫之为病，非风、非寒、非暑、非湿，乃天地间别有一种异气所感"。而吴鞠通并不否定"六淫"致疫，如本例即诊其为温热兼夹湿浊为患。后世医家多认为吴又可将"疠气"作为疫病的病因，这是医学进步的表现，但疠气当有不同性质，不能一概而论。故不少医家将吴又可所述之温疫称为"湿热疫"，余师愚《疫疹一得》所述之疫为"暑热疫"，此外还有"寒疫"等。这样区分，更有利于辨证求因，审因论治。

案中强调"温病始终以护津液为主"，体现了吴鞠通治温的学术思想。

🦋 温毒发疹案 🦋

长氏 二十二岁 温热发疹，系木火有余之证，焉有可用足三阳经之羌、防、柴、葛诛伐无过之理？举世不知，其如人命何？议辛凉达表，非直攻表也；芳香透络，非香燥也。

初四日

连翘六钱　银花八钱　薄荷三钱　桔梗五钱　元参六钱　生草二钱　牛蒡子五钱　黄芩三钱　桑叶三钱

为粗末，分六包，一时许服一包，芦根汤煎。

初五日　温毒脉象模糊，舌黄喉痹，胸闷渴甚。议时时轻扬，勿令邪聚方妙。

连翘八钱　银花一两　薄荷三钱　元参一两　射干三钱　人中黄三钱　黄连三钱　牛蒡子一两　黄芩三钱　桔梗一两　生石膏一两　郁金三钱　杏仁五钱　马勃三钱

共为粗末，分十二包，约一时服一包，芦根汤煎。

初六日　舌苔老黄，舌肉甚绛，脉沉壮热，夜间谵语，烦躁面赤，口干唇燥，喜凉饮。议急下以存津液法，用大承气减枳、朴辛药，加增液润法。

生大黄八钱　元明粉四钱　厚朴三钱　枳实三钱　元参三钱　麦冬五钱　细生地五钱

煮三杯，先服一杯，得快便止后服，不便或不快，进第二杯，约三时不便，进第三杯。

初七日　其势已杀，其焰未平，下后护阴为主，用甘苦化阴。

细生地八钱　黄芩二钱　元参三钱　生草一钱　丹皮五钱　麦冬六钱　黄连钱半

煮三杯，分三次服。渣煮一杯，明早服。

初八日　脉浮邪气还表，下行极而上也。即于前方内加：

连翘三钱　银花三钱　去黄连

初九日　脉仍数，余焰未息，口仍微渴，少用玉女煎法，两解气血伏热。

细生地　生甘草　麦冬　连翘　元参　银花　生石膏　知母各等分，服法如前。

初十日　脉沉微数，自觉心中躁，腹中不爽，舌上老黄苔，二日不大便，议小承气汤微和之。

生大黄三钱　厚朴三钱　枳实二钱

水五杯，煮二杯，先服一杯，得利止后服，不快再服。(《吴鞠通医案》)

⚫【评议】　温毒发疹，邪毒有外出之势，治当因势利导，宜辛凉轻解，切忌辛温发散，初诊方用银翘散化裁，希冀邪从肌表而解；三诊苔见老黄，舌质甚绛，谵语面赤，口干喜饮，显系邪热干扰气营，热炽津伤，故用增液承气法泻热存津。下后热势已杀，余焰未清，故以滋养阴液，清泄余热为治。初十日复诊，又见邪热复结阳明而现可泻之证，是以再用小承气微下之。是案充分体现吴鞠通治疗温病（含瘟疫）重视清热解毒和顾护津液，足资师法。

下虚病温案

赵 七十岁 五十二日 温病之例，四损重逆为难治。今年老久病之后，已居四损之二，况初起见厥，病入已深。再温病不畏其大渴，引饮思凉，最畏其不渴。盖渴乃气分之病，一不渴则归血分。此皆年老藩篱已撤，邪气直入下焦之故。勉议清血分之热，加以领邪外出法。

丹皮二钱 细生地二钱 连翘二钱 郁金二钱 桔梗一钱 羚羊角钱半 甘草五分 桑叶一钱 银花一钱 麦冬一钱 茶菊花一钱 薄荷八分

日三帖，渣不再煎。

十三日 今日厥轻，但老年下虚，邪居血分，不肯外出，可畏，用辛凉合芳香法。

连翘三钱 牛蒡子三钱 藿香钱半 元参三钱 豆豉三钱 薄荷八分 银花三钱

郁金钱半 桑叶二钱 细生地三钱 丹皮三钱 麦冬三钱 芦根五寸

十四日 六脉沉数而实，四日不大便，汗不得除，舌苔微黄，老年下虚，不可轻下。然热病之热退，每在里气既通以后。议增液汤，作增水行舟之计。

元参二两　细生地一两　栀子炭六钱　丹皮六钱　麦冬一两　牛蒡子八钱

水八碗，煮三碗，三次服，均于今晚服尽，明早再将渣煮一碗服。

十五日　仍未大便，酌加去积聚之润药，即于前方内加：

元参一两　细生地一两

十六日　脉已滑，渴稍加，汗甚多，邪有欲出之势，但仍未大便，犹不能外增液法，少入玉女煎可也。既可润肠，又可保护老年有限津液，不比壮年可放心攻劫也。

元参三两　知母二钱　细生地二两　麦冬一两　生甘草二钱　生石膏一两　银花六钱　连翘五钱

十七日　渴更甚，加以保肺为急，即于前方内加：

黄芩三钱　生石膏一两　知母二钱

十八日　大便已见，舌苔未净，脉尚带数，不甚渴，仍清血分为主，复领邪法。

麦冬三钱　生甘草二钱　细生地一两　元参五钱　丹皮六钱　银花三钱　连翘三钱　黄芩二钱

煮三碗，三次服。（《吴鞠通医案》）

● 【评议】 吴又可《温疫论》列"四损不可正治"篇，称"大劳、大欲、大病、久病后气血两虚，阴阳并竭"为"四损"。鞠通继承又可的观点，认为本例乃年老久病之后，下元已属亏虚，邪气直入下焦，遂出现血分证候，所谓"至虚之地，便是容邪之所"是也；谚又云："伤寒偏死下虚人"。有鉴于此，故吴氏前后数诊，总以养阴生津为主，俾阴液得以存内，下虚有恢复之机，则机体抗邪有力，内陷之邪有望外透，病情方可转机。

❀ 误用辛温解表致邪入血分案 ❀

苗　十七岁　初一日　温热本木火有余之病。无奈世人不识四时，乃以治冬日之羌、防、柴、葛治之，是之谓抱薪措火，误伤心阳，其势不至于神昏谵语，痉厥颠狂不休也。议以清宫汤，急清宫城为要。

麦冬一两，连心　生石膏六钱　元参心六钱　犀角五分　莲子心一两　竹叶心三钱　细生地五钱　黄连二钱　连翘五钱，连心　丹皮五钱　勾藤勾三钱

初二日　诸证俱减而未尽除，脉之至数亦减。但老年下虚，咳声不满喉咙，可畏之至。议搜邪之中，寓补阴和阳之用。

麦冬二两, 连心　丹皮八钱　黄芩三钱　黄连二钱
连翘三钱　生石膏一两　细生地一两　大生地一两　犀角
五钱

初三日　脉证虽减, 犹在险途。

大生地一两　黄连二钱　犀角五钱　黄芩三钱　细生
地一两　麦冬二两　丹皮六钱　连翘三钱　焦白芍五钱
熟石膏五钱

初四日　神识略清, 脉洪数有力, 周身尽赤若
斑, 大便大频, 用玉女煎加苦以坚阴。今晚明早, 如
神识不甚清爽, 再服紫雪丹三五钱。

大生地一两　黄连三钱　黄芩三钱　知母三钱　犀角
六钱　细生地一两　丹皮六钱　麦冬二两　生石膏八钱
炒京米一撮

头煎煮三杯, 二煎煮二杯。今日服三次, 明早服
二次, 各一杯。

初五日　即于前方内加:

元参六钱　去京米

此证服紫雪丹共一两八钱, 牛黄丸五粒。神识
清, 大便通, 舌苔退, 脉静身凉, 后二甲复脉汤十八
帖。(《吴鞠通医案》)

❀【评议】　邪入血分, 心神被扰, 吴鞠通《温病
条辨》制清宫汤, 功能清心热, 凉血解毒。前后数

诊，均以此方化裁，并能配合紫雪丹、牛黄丸清心开窍之品，方得病邪由血分渐转气分而解。从此案亦可观得，吴氏治疗温病（含温疫）极度重视滋养津液，处方中地、麦、玄及收功用二甲复脉汤，足以证之。

❀ 温疫误汗案 ❀

陈氏　甲子年四月初三日　温病误汗七次，以致心阳受伤，邪入心包，神昏不语，膈上之邪，仍然不解。非芳香化浊，能入心包者，不足以救之。

牛黄丸三丸，约一时服一丸。服后如神仍不清不语，再服二三丸。

前方用芳香开膻中，是治邪法。恐老年阴气告竭，自汗而脱，再用复脉法护阴，是固正法。二更后服。

炙甘草三钱　生地五钱　丹皮三钱　白芍三钱　生鳖甲六钱　麦冬六钱　阿胶三钱　麻仁三钱　元参五钱

初四日　老年温病日久，误用风药过多，汗出伤津，以致大便坚结不下，口干舌黄，系阳明症，当下之。但气血久虚，恐不任承气。议增液汤，一面增液而补正，一面去积聚以驱邪，增水行舟计也。

元参两半　次生地两半　麦冬一两二钱，连心

水八碗，煮取三碗，分三次服，不便再服，便后服前方一帖。

初五日　脉仍有力，舌黄黑，仍有宿粪未净，再服增液一帖。

元参两六钱　细生地二两　麦冬二两

煮成三碗，分三次服。

初六日　大便后仍用二甲复脉法，以复其丧失之真阴。

炙甘草六钱　大生地八钱　炒白芍六钱　阿胶一钱
麻仁三钱　麦冬八钱　沙参三钱　牡蛎五钱　鳖甲五钱

浓煎三碗，零星缓服。（《吴鞠通医案》）

❀【评议】　吴鞠通在其所著《温病条辨》中说："本论始终以救阴精为主。"试观本案，初诊因患者迭经误汗，以致心阳心阴俱耗，使温邪逆传心胞，出现神昏不语等证，故投以清心开窍之牛黄丸；二诊结合患者年老体虚之体质，即用复脉法扶正护阴；嗣后数诊，纵大便坚结，仅以增液汤增水行舟，未敢采用承气诸方，恐虚不胜任下法；末诊仍以复脉以复其丧失之真阴，为善后之计。吴氏治温步步注重顾护阴精，跃然纸上。

伏毒致病情纠缠反复案

赵　初六日　热病脉七至，烦躁无宁晷①，谵语神昏，汗出辄复热，脉不为汗衰。《内经》所谓三死不见一生，虽愈必死也。余向来见此症，每用一面大剂护阴清热，一面搜逐心包之邪，获效亦不少。但黄帝岐伯所云之死症，谁敢谓必生，勉与玉女煎法。

生石膏四两　次生地八钱　知母一两　麦冬八钱　甘草五钱　京米一合

煮五杯，分五次服。外服紫雪丹。

初七日　温热未清，又加温毒，喉肿，舌肿，唇肿，项强，面色反青。伏毒不发，与痘科之闷痘相似，可与代赈普济散。

一时许服一包，鲜荷叶边汤煎，其紫雪丹照旧服不可断，有好牛黄清心丸亦可。

初八日　热病瘛疭，痉厥神昏，脉洪大而芤，与育阴潜阳，咸以止厥法。但喉舌之肿，未能一时消尽，可与代赈普济散间服，其紫雪丹仍用。

细生地一两　麦冬四钱，连心　生白芍五钱　勾藤勾三钱　丹皮四钱　生鳖甲八钱　生牡蛎八钱　犀角三钱

---

① 晷（guǐ）：日影。引申为时光。

黄芩二钱

煮三杯，分三次服。

初十日　左脉洪而有力，右脉甚软，是温邪日久，陷入下焦血分无疑。古谓三时热病，深入下焦血分者，每借芳香以为搜逐之用。仍用紫雪丹五分一次，约三次，热退神清能言即止。

次生地一两　丹皮三钱　生鳖甲六钱　生白芍五钱　麦冬五钱，连心　生龟板六钱　生牡蛎六钱　生甘草五钱　生阿胶五钱，药化入

十一日　汗已得而脉未静，宿粪已解而肿未消、神未清，其代赈普济散仍服一二次，紫雪丹仍服三五分，其汤药与重收阴气。

生白芍五钱　细生地一两　生甘草五钱　麦冬五钱　黄芩三钱　生牡蛎二钱，研粉煎汤代水

煮三杯，分三次服。渣再煎一杯，明日服。

十二日　汗出脉静身凉之后，甫过七八日，忽又身热，脉洪数有力，便涩口渴思凉。乃余邪续出，以当日受邪之时，非一次也，并非食后劳复之比。但久病不宜反复，恐气血不支也，与玉女煎法。紫雪丹三分一次，身热神昏瘛疭则服，否则止。

生石膏八钱　生甘草三钱　知母五钱　细生地五钱　麦冬五钱　黄芩三钱　京米一撮

十三日　减石膏。

十四日　今日脉浮大，下行极而上也。

生石膏二两，另煎，有热则加。

知母五钱　次生地八钱　生鳖甲五钱　生甘草四钱
龟板五钱　麦冬六钱　生牡蛎五钱　京米一撮

头煎三杯，今夜服。二煎两杯，明早服。若能睡熟但令稳睡，不可呼之服药。

十五日　今日右脉已小，左脉仍壮，邪气又归下焦血分。先用紫雪丹以搜之，继之培阴清热。热淫于内，治以咸寒，佐以苦甘法。

知母五钱　生甘草四钱　生牡蛎六钱　次生地一两
丹皮四钱　生鳖甲六钱　黄柏三钱　麦冬六钱　生龟板六钱　生白芍三钱

煮五杯，今晚服三杯，明早两杯。

十六日　今日右脉复浮而大，犹思凉饮，暂与玉女煎法。其芳香搜逐邪浊之法，仍不能止。

生石膏一两　知母五钱　生甘草四钱　次生地六钱
麦冬六钱　生鳖甲六钱　京米一合

煮四杯，分四次服。

十七日　今日右脉稍沉而小，左脉仍洪大而浮。余邪续出，神识反昏，微瘛疭，肢微厥，非吉兆也。舌上津液已回，大便甚通。自始至终，总无下法，只有护阴，一面搜逐深入之伏邪。

大生地一两　生鳖甲五钱　生甘草四钱　丹皮三钱　勾藤勾三钱　生白芍六钱　生牡蛎五钱　麦冬六钱　阿胶三钱　生龟板五钱

煮五杯，分五次服。

十八日　神清改方。

十九日　温毒日久，诸症渐减，惟脉未静，应照邪少虚多例，其不尽之邪，付之紫雪可也。

生白芍四钱　钩藤三钱　生鳖甲五钱　大生地八钱　麦冬六钱　生龟板五钱　炙甘草三钱　羚羊角三钱　生牡蛎五钱　丹皮四钱　阿胶三钱

煮四杯，分四次服。

二十日　病虽渐次就退，伏热犹未清除。暂与少加清热之品。

生白芍四钱　钩藤二钱　次生地一两　生甘草三钱　羚羊角三钱　丹皮三钱　麦冬六钱　生牡蛎六钱　黄芩二钱　生鳖甲四钱

煮三杯，分三次服。

二十一日，犹有瘛疭，仍从少阳中求之，再用紫雪丹一钱，分二次服。（《吴鞠通医案》）

❀【评议】　温毒伏邪，邪气由里出表，犹如抽蕉剥茧，层出不穷，是以病情复杂，危症迭出，变幻无穷。吴氏先后所投方药，计有玉女煎、代赈普济散、紫雪丹、三甲复脉汤、青蒿鳖甲汤等，随证而施。从本案可窥得吴氏治温的用药特点：刻刻顾护津液，并据证情，邪在中焦，以生地、麦冬、知母为主；邪在下焦，以阿胶、龟板、鳖甲为重。故养阴有甘寒，咸寒之不同，这在《温病条辨》中有充分体现。考代赈普济散，方由桔梗、牛蒡子、黄芩、人中黄、荆芥、银花、蝉蜕、马勃、板蓝根、薄荷、玄参、大青叶、大黄、连翘、僵蚕、射干组成，《吴鞠通医案·温毒》谓其主治温毒、喉痹、项肿、发斑、瘟疫、杨梅疮毒等病症。观其组方，其清热解毒作用较之普济消毒饮子、银翘散等更强，而且方中板蓝根、大青叶等现代药理实验证实有较好的抗病毒作用，为今天开发防治疫病的新药提供富有价值的素材和文献依据。

🐚 温疫邪在卫气案 🐚

梁　二十二岁　壬戌六月初四　温热自汗，脉浮，舌满白，最忌足三阳表发汗。用辛凉法。

苦桔梗五钱　杏仁三钱　甘草三钱　薄荷二钱　银花六钱　藿香二钱　连翘六钱　郁金二钱　牛蒡子五钱

共为粗末，分六包，一时许服一包，芦根汤煎。

初六日　温病，脉浮，自汗，喘喝，舌苔白厚，思凉饮，用辛凉重剂。

生石膏一两　桑叶五钱　知母五钱　牛蒡子五钱　莲翘六钱　元参一两　银花六钱　人中黄三钱

共为粗末，分八包，一时许服一包。照前方服。

初十日　疫后肢痹。

杏仁泥三钱　连翘三钱　石膏六钱　银花二钱　防己三钱　生甘草一钱　广郁金钱半

十二日　肢痹。

桂枝三钱　生苡仁三钱　生石膏五钱　防己三钱　杏仁泥三钱　片子姜黄三钱　海桐皮二钱

十八日　温热复作，身热身痛，舌苔重浊，忌羌、防、柴、葛，议辛凉合芳香法。

荆芥穗五钱　元参三钱　藿香叶二钱　薄荷三钱　香豆豉三钱　连翘六钱　苦桔梗六钱　银花八钱　甘草三钱　牛蒡子三钱　郁金三钱

共为细末，分八包，一时许服一包，芦根汤煎，去渣服。

十九日　大渴思饮，大汗如注，脉数急，非辛凉重剂，不足以解之。

生石膏二两　知母五钱　麦冬一两　生甘草三钱　细

生地一两　连翘三钱　银花三钱　桑叶二钱

煮成三碗，分三次服。

二十日　用辛凉重剂，大热已解，脉小数，以养阴清解余邪立法。

麦冬八钱　丹皮三钱　细生地五钱　知母二钱　生甘草二钱　元参五钱

煮法如前。（《吴鞠通医案》）

❀【评议】　本例初诊邪在肺卫，故用辛凉平剂银翘散出入；二诊卫气同病，故以白虎汤合牛蒡、银花、连翘清气泄卫；至十九日，出现大渴、大汗等气分热盛津伤之证，则用辛凉重剂之白虎汤合增液汤出入以清热生津；末诊阴虚余热未清，遂以增液汤加丹皮、知母养阴清解余热。前后数诊，立法井然有序，药合病机，故获效验。

🌺 温疫咽喉剧痛案 🌺

章　丙寅年二月十一日　头痛身热，脉芤数，口渴，自汗，喉痛，舌苔重浊而尖赤甚，温病也。势甚重，法宜辛凉，最忌发汗。

连翘三钱　银花三钱　麦冬三钱　桔梗三钱　桑叶钱半　细生地三钱　甘草一钱　薄荷八分　射干二钱　元参

三钱　牛蒡子三钱

今晚一帖，明早一帖，每帖两杯。

十二日　温热咽痛之极，阴本亏也。

桔梗八钱　人中黄三钱　马勃三钱　牛蒡子八钱　元参八钱　连翘六钱　射干四钱　真山连三钱　黄芩三钱　银花三钱　薄荷二钱　荆芥穗二钱　细生地四钱

共为细末，分八包，一时服一包。芦根汤煎，去渣服。

十三日　大便通，咽痛减，脉渐静，不可躁急。

苦梗三钱　麦冬五钱　黄芩一钱　银花三钱　元参五钱　连翘二钱　射干二钱　人中黄一钱　丹皮二钱　芦根二根　黄连一钱　细生地五钱　白茅根三钱　牛蒡子三钱

煮两碗，分二次，今晚、明早各半帖。

十四日　脉静，痛止大半，小便未畅，余焰尚存，仍不可食谷。

细生地五钱　连翘二钱　射干二钱　丹皮三钱　银花二钱　人中黄钱半　元参三钱　牡蛎三钱　桔梗二钱　黄芩一钱　麦冬六钱　真山连八分

二帖，共煎四碗，分四次服。今日两碗，明早两碗，明日午前服完。如服完后喉仍微痛，小便不畅，明晚再服一帖。如喉痛已止，小便亦畅，可少啜粥汤，静俟十六日换方服药。

十六日　脉静身凉，用一甲复脉汤。

炙甘草六钱　大生地六钱　阿胶三钱　麦冬五钱　白芍六钱　麻仁三钱　牡蛎八钱（《吴鞠通医案》）

●【评议】　本例咽喉剧痛，系由温毒之邪侵犯上焦，客于肺系所致，盖咽喉乃肺之门户故也。急性传染病如猩红热、流行性感冒等均可出现咽喉疼痛症状。观其治法，前四诊均以清热解毒利咽为主，方用银翘散合普济消毒饮化裁，甚合病因病机；末诊以一甲复脉汤收功，意在滋阴养液以复正气。

🎌 瘟疫脉伏案 🎌

壶仙翁治张文学病时疫，他医诊其脉，两手俱伏，曰：阳证见阴脉不治。欲用阳毒升麻汤升提之。壶曰：此风热之极，火盛则伏，非阴脉也，升之则死矣。率用连翘凉膈之剂，一服而解。

俞按：此条是瘟疫病以证为则，勿专以脉为凭之一据。

雄按：疫证将欲战汗之时，其脉多伏。即勘杂证，如痛厥、霍乱、食滞、痰凝，凡气道阻塞之暴病，脉亦多伏，俱宜以证为则，岂仅瘟疫不可专以脉为凭耶？粗工不知此理，乱投温补，因而致毙者多

矣。(《古今医案按选》)

❀【评议】《黄帝内经》有谓:"阳极反阴"。本例因"风热之极,火盛则伏"而出现伏脉,是阳极反阴的假象,必有其他热证可资辨别。以方测证,当有发热,烦躁,便秘,腹胀,舌黄,口干等症状。此时须舍脉从证,勿专以脉为凭也。俞震、王士雄两氏之言甚是。

❀ 逆转心胞案 ❀

余于丙夏,因诊视时邪染恙,寒热,脉浮大。服栀豉葱白汤,胸背汗,三日后热甚,渴烦少寐,舌苔黄变黑。服犀角、羚羊角、竹叶、芦根、藕、蔗诸汁,热稍平。逾夕,复壮热谵语神昏,服至宝丹分半,鲜菖蒲根汁下,神稍清。又用前各汁,加洋参、鲜生地、象贝、龟版、青蒿、连翘、滑石,清营滋液,专驱痰热,兼泻三焦,舌黑颇淡,但汗出微凉,汗收仍热,脉数气粗,烦扰竟夕。又服至宝丹分半,神未定,直视气促。再服前丹二分半,昏睡。进洋参汤,汗出热退,但舌心干,用石膏煎清胃,加梨、藕汁,稍津润。逾日,目赤,舌再灰黑,神再烦扰。改服牛黄清心丸二分,橘红汤下,得寐。专服洋参、藕、蔗汁、麦冬、橘红汤，寐熟，热轻。再啜洋参汤，汗出凉解。越五宿，欲大便，以蜜煎导。当夜感寒复热，舌苔如粉，吐痰欲呕，此为复感。用半夏曲、杏仁、茯苓、紫苏、薄荷、佩兰叶加姜。热未退，口燥脉数，烦扰不寐。再服牛黄清心丸五分，犀角磨汁冲服。逾日大汗如雨，乃凉，然已兼旬外矣。此案芝本日记附志之，见热邪之劫烁津液甚炽也。忆是夏坐卧楼窗，吸受暑暍，更加传染，病中苦热，见曦炎出，如膏自焚。口占七绝，日十余首，有"自笑吴牛喘明月，檐梢怕见石榴红"之句。左氏谓明淫心疾，良不予欺。(《类证治裁》)

● 【评议】 叶天士有云："温邪上受，首先犯肺，逆传心胞。"观本例初起，邪在肺卫，寒热，脉浮，是其证也。旋即邪陷心营，逆传心胞，而见壮热，谵语神昏，故转方改用清心开窍，凉营滋液之品，神识稍清。继则据证投剂，而滋阴清热、开窍醒神一以贯之，终得出汗而愈。由是观之，温病（含温疫）逆传心胞，究其原因，不外乎感邪太重，传变捷速；或平时阴液，尤其是心阴素虚，致邪热易传心营，迅现逆证。所以，临床治疗温疫，须究患者体质情况，对于阴虚之体，务必及早防范逆传心营致生他变，近贤姜春华提出"截断""扭转"之说，很值得借鉴。

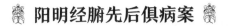

🦂 阳明经腑先后俱病案 🦂

本　疫邪传胃，舌黄，脉洪数，汗渴。白虎汤，一服热退。明午复烦，恐散漫之邪虽去，已成里结也，用苦辛寒方，人中黄、元明粉、知母、枳壳、槟榔。三服脉证俱平。用蜜煎导粪下而解。（《类证治裁》）

✿【评议】　舌黄、脉洪数、汗渴，乃阳明经证无疑，方用白虎汤，乃千古不易之法，故效如桴鼓。无如阳明之经证虽退而腑证复起，故继用泻下腑实，脉症俱平。可见《伤寒论》的理法方药，于外感热病（含温疫）均有指导作用和应用价值。

🦂 邪伏膜原仿用达原饮战汗而解案 🦂

冷　高年　染疫，脉右大于左，由邪从口鼻吸受。客于夹脊，溢自募原，见症头痛，胸中怫郁，务彻其邪，使速离募原。仿达原饮，用黄芩、知母、花粉、厚朴、枳壳、赤芍、豆豉，汗出热退，间日前症仍作，恶热，更加谵妄。诊时扬手掷足，揭去衣被，卧不安席，此欲战汗也。顷之，臂胫冷，身振战，逾一炊时，肢温汗透，脉静身凉。（《类证治裁》）

●【评议】 吴又可《温疫论》对温疫的病因病机、感染途径和治法方药均提出了不少新的见解。如说："夫温疫之为病，非风、非寒、非暑、非湿，乃天地间别有一种异气（注：即疠气）所感"；"邪从口鼻而入，则其所客，内不在脏腑，外不在经络，舍于夹脊之内，去表不远，附近于胃，乃表里之分界，是为半表半里，即《针经》所谓横连膜原是也"。对其治法，主张宜宣透膜原，"使邪气溃败，速离膜原"，制达原饮（槟榔、厚朴、草果仁、知母、芍药、黄芩、甘草）一方，随证加减。至于疫病"战汗"，吴氏认为乃"经气输泄"，正邪激烈相争使然，遂出现"大汗淋漓，衣被湿透"等征象，"当即脉静身凉，神清气爽，划然而愈"，这是好的转归；反之若战而无汗，厥不回者，"以正气脱，不胜其邪"预后多危。本案的理、法、方、药，显然受吴氏《温疫论》的深刻影响。

🌺 伤寒温疫传变不一治案 🌺

白 甲戌春大疫，初病渴烦，五日后液复神苏。毗陵医按伤寒论治，拘定日数，谓邪入阳明之腑。予言疫邪始伏募原，继乃表里分传，不比风寒自表传里，治法必分彻表里之热，方不逆入心包，变现痉厥。今邪有转机，再与透解营热，则不虞内陷矣。乃用鲜生地、石斛、丹皮、知母、麦冬、竹茹、甘蔗、参须。一剂神识清，洪脉退，加青蒿、地骨皮。汗津津而热退。（《类证治裁》）

❀【评议】 伤寒（狭义）与温病的病因病机和治法不同，温病温疫学派的代表人物如吴又可，杨栗山、叶天士等均有明确论述。本案的病机病位分析和治法方药的运用，显然融合了吴又可、叶天士的学术观点和诊疗经验，其中重视滋养津液，更是受叶氏的影响。

❀ 热邪深陷液涸风生验案 ❀

张氏　疫症投补，壮热烦冤，齿焦唇血，舌芒刺，昏谵，循衣撮空，颔颤手战，脉小数，此热邪深陷，液涸风生，已显痉象。速用生地六钱，鲜斛、天冬各四钱，赤芍药、玄参各三钱，连翘、栀子、知母各一钱，鲜藕二两，石菖蒲（汁）冲服。唇舌稍润，躁扰渐平。三服神识清爽，调理得痊。（《类证治裁》）

❀【评议】 壮热、齿焦、舌芒刺、昏谵、循衣撮空、颔颤手战，种种危象毕露，其"热邪深陷，液涸风生"之病机，明白无疑，其病位偏重心肝两脏，为气营两燔之重证。故治法以气营两清，滋养阴液为主，佐菖蒲开窍醒神。此等证鄙意紫雪丹、牛黄丸等亦可加入，以增强开窍息风之力。

温疫误用辛温发汗致热毒化燥内陷入营案

赵氏　疫疬用五积散，烦渴，昏谵不寐，舌缩唇黑。又误进麻黄汤，肢搐鼻衄，脉数无度。窃谓五积散治伤寒恶寒，方中姜、桂、苍、朴皆热燥，疫症本不恶寒，服此营液愈涸，邪焰益炽，是抱薪救焚，再服麻、桂，强汗劫津，更伤表气，与内陷热邪风马不及，势必痉厥衄红矣。勉用鲜生地、石斛各五钱，天门冬、麦门冬各二钱，山栀、知母、赤芍药、连翘各钱半，犀角磨汁七分，蔗汁一杯冲服，即安睡，醒而神苏。（《类证治裁》）

🌸【评议】　热疫反用解表散寒的辛温之剂，不啻火上加油，以致"营液愈涸，邪焰益炽"，痉厥衄红等变证丛生。当此之时，救阴是为第一要务，清热凉血亦在所必需。救逆方药妥帖，遂收立竿见影之效，可师可法。

湿热疫早投滋腻致邪热深陷入营案

贡氏妹时疫秋发，传染必深，初起寒热，耳后结核，头眩胫冷，疹出便泻，宜从少阳透热泄湿，表里分解。医虑其体素阴虚，早投阿胶、熟地、鸡子黄滋腻，致壅气分之邪，脉来沉数，热势深陷，必难汗解，姑用清里彻热法，黄芩、羚羊角、人中黄、栀皮、连翘、滑石、通草、灯心。日再服，头汗齐颈，热犹蒸湿，思欲清扫弥漫，虽核消疹退，泻止胫温，而舌心已干，邪劫胃液，随用鲜地黄、石斛、麦门冬、沙参、花粉、白芦根。舌已强，光燥无津，脉更促数，用透营滋液，犀角尖（磨汁）、鲜地黄、藕汁、天门冬、西瓜翠衣、芦根、淡竹叶、栀心、知母。舌犹干黑而缩，目瞑多睡，三焦受邪，幸前药沁透心包，膻中不为热痰蒸蔽，然机窍不灵，仍用昨犀角方，加水甜梨肉二服，即以梨片安舌上，咀其凉润，越宿，舌津黑蜕，汗出热解。（《类证治裁》）

🌑 【评议】　本例系湿热疫病。吴鞠通《温病条辨》对湿温病的治疗有"三禁"之说，谓"汗之则神昏耳聋，甚则目瞑不欲言；下则之洞泄；润之则病深不解。"该患者由于早投阿胶、熟地、鸡子黄滋腻之品，致"热势深陷"，锢结难解。林珮琴（注：《类证治裁》作者）深明医理，改投清里彻热法，乃得头汗齐颈，邪有外解之机。无如热灼胃液，致舌心已干，故继用透营滋阴法，药以甘寒养液为主，并遵叶天士"入营犹可透热转气"之训，酌加竹叶、芦根之品。此案亦提示，湿温虽有"禁润"之谓，但已出现伤津劫液的病理征象时，滋润之品仍宜适用，"有是证即用是药"，此之谓也。吴氏湿温"三禁"之说，应当活看。

🐚 湿热疫用分消走泄使湿热分离得安案 🐚

眭女　口鼻吸入疠邪，头晕脘痞，烦热面红，适值经行，连小腹亦胀闷，脉右小数，左模糊，乃湿热与气血混并，治宜上下分解。栀皮、嫩桑叶、枳壳、栝蒌霜、郁金、杏仁、薄荷、人参、牡丹皮、赤芍药、桃仁。日二服。头晕腹胀已减，但热烦，中脘微痛，犹是热蒸湿痰阻气，且烦出于肺，防其变现斑疹。用宣通法，枳壳、栝蒌霜、白蔻壳、大贝母、杏仁、丹皮、赤芍药、牛蒡子、连翘、灯心。二服汗出未彻，红疹稀疏，邪已外透，渴不多饮，而溺赤便溏，胸仍不宽，脉仍小数，湿热尚炽。法用辛凉透热于表，甘淡渗湿于里，薄荷、豆豉、通草、牛蒡子、杏仁、贝母、栝蒌、枳壳、赤苓、滑石、车前子、灯心。数服诸症渐平，但口燥饥不思食，乃病后胃津未复，法宜凉润调养胃阴。麦门冬、石斛、玉竹、白芍药、沙参、薏苡仁、茯神、蔗汁。数服而瘳。(《类证治裁》)

❀【评议】 初诊适值经行，湿热侵入血室，与气血相并，故症见头晕脘痞，烦热面红，小腹胀闷。治以清透湿热，兼理气活血，乃得头晕腹胀减轻。惟湿为重浊黏腻之邪，湿热相合，其病益甚，所谓"湿得热愈横，热得湿愈炽"是也。温病学家治疗湿热病强调分消之法，俾湿热分离，其病易解。具体治法，重视宣畅肺气，健运脾胃，通利小便。试观本例前后数方，即贯穿了上述治法，故效验自彰。

❀ 湿热致疫二则验案 ❀

眭女 热渴脘闷，舌苔里黄尖赤，头痛未解，手心如烙，湿邪搏热，僭[1]踞上中焦，速速透解，毋俾出入募原，酿成陷里重症。枯芩（酒炒）、豆豉、枳壳、蒌霜、栀皮、薄荷、杏仁、荷叶边。二服汗出热减，去豆豉、荷叶边，加连翘、牛蒡子、丹皮，预防

---

① 僭（jiàn）：超越本分。

入营发疹。忽咳而衄，此蕴热迫血，直犯清道，为疫毒将解之兆，用黑山栀、鲜生地、杏仁、大贝母、花粉、沙参、芦根、蔗汁。数服愈。(《类证治裁》)

姪　热渴呕眩而烦，舌苔黄腻，牙垢唇燥，疫邪作热，由募原分布上中焦，阅所服方，未能透邪，势必表里分传，宜急急宣解为要。淡豆豉、人中黄、黄芩、枳壳、栀皮、连翘、半夏、牛蒡子、嫩桑叶。二服烦眩呕渴俱止，舌苔黄腻亦消，脉来虚大，数象较退，邪留气分，不难透解。原方去人中黄、枳壳、连翘、半夏、桑叶，加薄荷、青蒿、麦门冬、赤苓、蔗汁。一服微汗，未彻，两寸脉仍大，舌心灰尖绛，火邪劫营。用透热救阴，鲜生地、花粉、石斛、麦门冬、知母、玄参、牡丹皮、赤芍药、蔗汁。一服汗至胸项而还，邪犹未彻，舌心黑燥边绛干，心胃火燔，清营热以透表。犀角尖（汁）、鲜生地、牡丹皮、花粉、玄参、滑石、麦门冬、苏梗、灯心、蔗汁、甘草。一服汗周热解。(《类证治裁》)

● 【评议】　此二则为湿热致疫病例。林氏沿用吴又可《温疫论》"邪在膜原"之说，处方注重宣透膜原之邪，以防"酿成陷里重症"，惟用药不株守达原饮，而是自出机杼。这里值得一提的是，吴又可对温疫的病因，尽管极力否定"六淫"和"非时之气"致疫的传统观念，提出了"戾气"致疫的新观念，但从其当时流行的疫病初起有憎寒发热，头疼身痛，甚或舌苔白如积粉来看，显然与感受湿热秽浊之邪不无关系；再则从吴氏所制订的治疫主方达原饮来分析，更是由祛湿清热为主的药物所组成，所以后人将吴氏当时所述的温疫病，归于"湿热疫"的范畴，这是不无道理的。清代医家张石顽尝谓："时疫之邪，皆从湿土郁蒸而发"。林珮琴《类证治裁》亦有同样论述："疠邪之来，皆从湿土郁蒸而发，触之成病，其后更相传染"。均明确指出了湿热与疫病发病的密切关系，可谓言简意赅，切中肯綮。以上二案，可资参证。

邪热入营用透营宣窍救液法获愈案

贡　据述时疫脉数，热渴晕闷，误用苍、芷劫液，柴、葛升阳，遂至躁烦谵妄，舌黑齿焦，循衣撮空，此邪热入营，将变昏痉，为棘手重症。遥拟透营宣窍救液法，用犀角（磨汁）五分，鲜生地五钱，干生地三钱，山栀、连翘、赤芍药各二钱，鲜石菖蒲四钱，鲜藕、西瓜翠衣各二两。二服神清舌润，去犀角、鲜生地、石菖蒲、西瓜翠衣，加茯苓二钱，灯心

八分，六一散六分，冲服。彻热渗湿而平。（《类证治裁》）

🌀【评议】 热疫而用辛温升阳之品，致热灼津伤，邪入心营，变成昏痉重症。治宗温病学家清营宣窍救阴法，遂使神清舌润，病获转机。鄙意清心开窍的至宝丹、紫雪丹、牛黄丸，亦可加入，效当更佳。

🌸 疫邪兼暑验案 🌸

潘　疫热挟胆火上升，头痛如裂，旬日外出热减，渴烦震眩不解，脉虚面垢，此疫邪兼暑也。用羚羊角、天麻、嫩桑叶、薄荷、香薷、山栀、麦门冬、花粉、石斛、灯心。日二服，诸症悉平。惟液涸口燥，不思纳食，宜调肺胃之阴。麦门冬、沙参、玉竹、白芍药、生地黄、扁豆。一服而思食米味，得服平，为过二三日可以痊愈。（《类证治裁》）

🌀【评议】 疫病后胃液损伤，口燥，不思纳食，药用《温病条辨》益胃汤为主，遂获良效，吴鞠通甘寒养胃之方，洵不诬也。

🌸 疫邪横连募原得达原饮三消饮而愈案 🌸

毛禹谟时疫症　丁亥五月，长泾镇毛禹谟患时症，本镇医家，以三阳经药发表，苦寒清火杂治，自余汗后，热不衰，神昏默沉，遍身似斑非斑。时复躁扰狂越，谵语片晌方定，胸腹按之痞满，咽噎多痰，舌苔色白中央黄，诊脉皆数大。此时行疫邪，横连募原，不易解散。遵吴又可法，用达原饮疏利之。

槟榔　厚朴　芍药　草果仁　知母　黄芩　甘草

二剂后症减二三，但暂时有如狂之状，欲殴人，大便闭结，于前方中加生大黄三钱利之，所谓三消饮也。其病遂不劳余力而愈矣。（《龙砂八家医案》）

◉【评议】　吴又可《温疫论》达原饮的适应证是："温疫初起，先憎寒而后发热，日后但热而无憎寒也。初得之二三日，其脉不浮不沉而数，昼夜发热，日晡益甚，头疼身痛。其时邪在夹脊之前，肠胃之后，虽有头疼身痛，此邪热浮越于经，不可以认为伤寒表证，辄用麻黄桂枝之类强发其汗。此邪不在经，汗之徒伤表气，热亦不减。又不可下，此邪不在里，下之徒伤胃气，其渴愈甚。宜达原饮。"本例见症，虽与此有间，但辨证为疫邪"横连募原"，投达原饮而取效，此活用《温疫论》理法方药之范例也。

烂喉痧两例验案

段春木之室烂喉，内外科治之束手，姚雪蕉孝廉①荐孟英视之。骨瘦如柴，肌热如烙，韧痰阻于咽喉，不能咯吐，须以纸帛搅而曳②之，患处红肿白腐，龈舌皆糜，米饮不沾，汛事非期而至，按其脉左细数，右弦滑。曰：此阴亏之体，伏火之病，失于清降，扰及于营。先以犀角地黄汤清营分，而调妄行之血；续与白虎汤加西洋参等，肃气道而泻燎原之火。外用锡类散，扫痰腐而消恶毒。继投甘润药，蠲③余热而充津液，日以向安，月余而起。（《回春录》）

潘洪畴托儿医为其仲郎春波所出之孙种痘，下苗三日即咽痛，医与升散药，发热斑烂，七朝而夭。春波及其弟祥衍皆染其病。春波之证，顾听泉治而愈矣，祥衍之恙，咽喉烂至于舌，胸膈痞塞不通，牙关紧涩，小溲淋痛，口流紫黑血块，人皆谓其脏腑烂焉。孟英视之曰：恶血毒涎，正欲其出。吹以锡类散，用碗承其口，流出涎血甚多，咽喉、牙环、胸膈

---

① 孝廉：明清时对举人的称呼。
② 曳（yè）：牵引；拉。
③ 蠲（juān）：除去；减免。

皆得渐舒。投以犀角地黄汤，加元参、银花、童溺、藕汁、竹黄、花粉、贝母、石菖蒲之类，渐以向安，继与生津填补而痊。(《回春录》)

❀【评议】　上二例为烂喉痧，系温毒由气入营之证也。例1王孟英（注：《回春录》作者）先以犀角地黄汤清营凉血，继用白虎加人参汤清泄气分燎原之火，外用锡类散（原名烂喉痧方）清热解毒消肿，内外兼治，遂获良效。善后用甘润养阴之药，既蠲余热，又充津液，方得全瘳。处方用药丝丝入扣，次序井然，宜其取效也。例2血分热毒尤甚，亦内外兼治，养阴善后而获愈，足资师法。

❀ 治寒滞病愈复染时疫案 ❀

义宁州余浪千，由京回省，沿途感受寒滞，诸病丛生。其侄光友与予素好，嘱治于予。诊得人迎、气口脉俱浮大，察其恶寒发热，腹痛泄泻，症系寒滞为标先宜发表导滞。光友见形骸骨立，恐表药伤元。余曰：《内经》云有故无殒，表无妨也。甫进二剂，泄泻止而寒热解，体健思食。越二日，忽浑身壮热，口渴泄泻，舌上苔如白粉，六脉俱数。余曰：此因体气虚弱，前病方愈而复染时疫热症也，法宜柴葛解肌汤加高丽参以扶正气，效喻公①用人参败毒散治瘟疫之义，但服药后必大汗淋漓，身冷如冰，脉细如发，幸勿惊怖。至半夜，果汗出如浴，僵卧如尸，嘱同伴者为记绝时，达旦乃苏。光友大恐，余曰：脉静身凉，此为愈兆，续以生津理脾之药，数剂而愈。是症也，托伏邪于皮毛之外，挽元气于何有之乡，苟非有知人之哲，曷能信吾言而中吾用也哉！（《尚友堂医案》）

●【评议】 柴葛解肌汤，功能解肌清热，善治外感温邪或疫毒，症见发热头痛，不恶寒而口渴。临床实践证明，本方发汗退热作用较强，故对外感高热，邪在肌表，兼有内热者，用之每多奏效。本例药后出现大汗淋漓，身凉如冰，脉细如发等症候，颇似吴又可《温疫论》所述的"战汗"征象，此乃本方加高丽参扶正，使正气奋起与邪抗争，故有"战汗"之转机。汗后脉静身凉，为向愈之佳兆。案中所云："托伏邪于皮毛之外，挽元气于何有之乡"，道出了所用方药的作用机理，值得细味。

治温疫危候验案

庚寅辛卯，连年水灾，大饥之后，继以疫症。余

---

① 喻公：指喻嘉言。

同居患病者二十余人，皆发热口渴，面赤唇焦，便闭烦躁，医者不识何症，寒热互投，舍药而亡者五六人，亲族不敢过问。内子张亦染此症，迭经医治，月余不减，形骸骨立，耳无闻，目无见，儿媳惶惶，治棺以待，遣人赴省告余。余归，投以生地、麦冬、天冬、洋参、玉竹、龟版，大剂煎服，调治半月，乃获生还，亦大幸也。(《尚友堂医案》)

●【评议】 从疫病性质上来分，本例当属"热疫"（温疫），发热口渴，面赤唇焦，便闭烦躁，足以证之。吴鞠通《温病条辨》治疗温病（含温疫），强调"始终以救阴精为主"，这是因为津液之盈亏存亡，关系到温病的转归和预后。试观本案，患者已出现形骸骨立，耳无闻，目无见的征象，说明脏腑特别是胃肾的阴液已消耗殆尽，死亡在即，故投大剂甘寒咸寒养阴之品，乃获生还。吴氏"始终以救阴精为主"，信不我欺。

🏵 表实本虚先表后里得愈案 🏵

梁某病瘟疫，恶寒发热咳嗽，目红面赤，口渴烦躁，六脉似浮非浮，似数非数，重按无根。余曰：此症大难，初服药，轻病反重，再服重病即危，必三服后，乃得由重转轻，第恐信不真而酿成莫救，勿谓言之不早也。初用葛根汤加苏梗、桔梗、川芎、秦艽、前胡、甘草服之，遂卧床不起；次用柴葛解肌汤加麦冬、贝母、花粉、泽泻服之，竟神识不清；末用真元饮合生脉散服之，乃得汗出热解，诸病一一如扫。（《尚友堂医案》）

🌸【评议】 本例亦属"热疫"。据症系邪在上、中二焦，惟脉"重按无根"，真元已竭可知，实属本虚标实之证。前贤有谓："有一分恶寒，即有一分表证"。有表先解表，《伤寒论》早有明训。故一、二诊以解肌散邪为主，药后反出现"卧床不起"，"神识不清"，乃"药不瞑眩，厥疾不瘳"的征象；继用真元饮合生脉散大补真元，乃得汗出热解，病遂告愈。综观本案，治遵"先表后里"，正确处理标本缓急，宜其取效也。

🌸 因证数攻案 🌸

壮热神糊，陡然而发，脉数大而混糊无序，舌垢腻而层迭厚布，矢气频转，小溲自遗，脘腹痞硬，气粗痰鸣。既非寻常六气所感，亦非真中、类中之证。观其溅溅自汗，汗热而不粘指，转侧自如，四体无强直之态，舌能伸缩，断非中风。设使外感，何至一发便剧，而安能自汗。倘守伤寒先表后里，下不嫌迟之例，是坐待其毙矣。亦曾读吴又可先里后表，急下存阴之论否？盖是证也，一见蓝斑，则胃已烂，而包络已陷，迅速异常。盍①早议下，尚可侥幸，诸同学以为然否？

厚朴一钱　大黄八钱　黄芩一钱　枳实一钱　槟榔一钱　草果四分　知母一钱五分　陈皮一钱

再诊：神志得清，表热自汗，腹犹拒按，矢气尚频，便下黏腻极秽者未畅，小水点滴如油，脉数略有次序，舌苔层布垢浊。胃中秽浊蒸蕴之势，尚形燔灼。必须再下，俟里滞渐楚，然后退就于表。吴又可治疫之论，阐发前人所未备，甚至有三四下，而后退走表分者。若作寻常发热论治，岂不谬乎！

大黄五钱　枳实一钱五分　银花二钱　知母一钱五分　细川连五分　丹皮一钱五分　滑石三钱　玄明粉一钱五分　厚朴一钱

三诊：大腑畅通，悉是如酱如饴极秽之物。腹已软而神已爽，表热壮而汗反艰。舌苔半化，脉数较

---

① 盍（hé）：何不。

缓，渴喜热饮，小水稍多。此际腑中之蒸变乍乎，病已退出表分。当从表分疏通，先里后表之论，信不诬也。

柴胡五分　枳实一钱　通草一钱　紫厚朴七分　法半夏一钱五分　连翘一钱五分　橘皮一钱　赤苓三钱　大腹皮一钱五分　藿香一钱

四诊：表热随汗就和，舌苔又化一层，脉转细矣，神亦倦矣。病去正虚之际，当主以和养中气，佐轻泄以涤余热，守糜粥以俟胃醒。慎勿以虚而早投补剂，补之则反复立至也。

桑叶一钱五分　石斛三钱　扁豆三钱　神曲一钱五分　丹皮一钱五分　豆卷三钱　甘草三分　橘白一钱　薏仁三钱　半夏曲一钱五分（《爱庐医案》）

●【评议】　舌垢腻而层迭厚布，湿热疫明矣。应用之理法方药，源自吴又可《温疫论》，如初起为"表里分传"之证，仿吴氏达原饮加大黄以治，既宣透膜原，又攻下里结，使邪能内外分消；再诊亦遵吴氏"因证数攻"，"凡下不以数计"的论述，重加下药，一下再下，以冀里结清而邪达于表。柳宝诒对其评议说："此等证，有下之三四次而后清者，必须有胆有识，方能奏效。"以后二方，亦是权衡邪正盛衰，对证投剂，层次井然，非老手不办。

湿热疫热偏重案

　　仲夏淫雨匝月，泛滥为灾，季夏酷暑如焚，人多热病。有沈小园者，患病于越。医者但知湿甚，而不知化热，投以平胃散数帖，壮热昏狂，证极危殆，返杭日，渠居停①吴仲庄，浼②孟英视之。脉滑实而数，大渴溲赤，稀水旁流。与石膏、大黄数下之而愈。仲庄欲施药济人，托孟英定一善法。孟英曰：余不敢师心自用，考古惟叶天士甘露消毒丹、神犀丹二方，为湿温、暑疫最妥之药，一治气分，一治营分，规模已具，即有兼证，尚可通融，司天在泉，不必拘泥。今岁奇荒，明年恐有奇疫，但"甘露"二字，人必疑为大寒之药；"消毒"二字，世人或误作外证之方，因易其名曰普济解疫丹。吴君与诸好善之家，依方合送，救活不知若干人也。

　　附：普济解疫丹雍正癸丑叶天士先生定

　　飞滑石十五两　绵茵陈十一两　淡黄芩十两　石菖蒲六两　川贝母五两　木通五两　藿香　射干　连翘　薄荷　白豆蔻各四两

　　上药晒燥，生研细末。见火则药尽热。每服三钱，

---

　　① 居停：寓所或寄居之家。
　　② 浼（měi）：请托；央求。

开水调服，日二次。或以神曲糊丸，如弹子大，开水化服亦可。

孟英自注云：此治湿温时疫之主方也。按"六元正纪"五运分步，每年春分后十三日交二运徵火旺，天乃渐温；芒种后十日交三运宫土旺，地乃渐湿。温湿蒸腾，更加烈日之暑，烁石流金，人在气交之中，口鼻吸受其气，留而不去，乃成温热暑疫之病，则为发热倦怠，胸闷腹胀，肢疫咽肿，斑疹身黄，颐肿口渴，溺赤便秘，吐泻疟痢，淋浊疮疡等证，但看病人舌苔淡白，或厚腻，或干黄者，是暑湿热疫之邪尚在气分，悉以此丹治之立效。而薄滋味，家慈每于夏季茹素，且云：汝辈为医者当知之，吾见疫疠流行之岁，无论贫富，无可避之，总由不知坚壁清野①之故耳。试看茹素者独可不染，岂非胃中清虚邪不能留乎旨哉？斯言特谨识之。远酒色，尤为辟疫之仙方，智者识之。医家临证能准此化裁，自可十全为上。上参喻嘉言、张石顽、叶天士、沈尧封诸家。

附：神犀丹

犀角尖磨汁　石菖蒲　黄芩各六两　直生地冷水洗净，浸透，捣绞汁　银花各一斤，如有鲜者，捣汁用尤良　粪清　连翘各十两　板蓝根九两，无则以飞净青黛代之　香豉八两　元

---

① 坚壁清野：原意坚守营垒或据点，并将周围地区的粮食、牲口等重要物资转移或收藏起来，使入侵之敌不能掠夺和利用。这里借以指茹素或节制饮食。

参七两　花粉　紫草各四两

各药生晒，切忌火炒。研细，以犀角、地黄汁、粪清和捣为丸，切勿加蜜。如难丸，可将香豉煮烂。每重三钱，凉开水化服，小儿用半丸。如无粪清，可加人中黄四两研入。

孟英自注云：温热、暑疫诸病，邪不即解，耗液伤营，逆传内陷，痉厥昏狂，谵语发斑等证，但看病人舌色干光，或紫绛，或圆硬，或黑苔，皆以此丹救之。若初病即觉神情昏躁，而舌赤口干者，是温暑直入营分。酷热之时，阴虚之体，及新产妇人，患此最多，急须用此，多可挽回，切勿拘泥日数，误投别药以偾事也。兼治痘瘄毒重，夹带紫斑危证，暨痘瘄后，余毒内炽，口糜咽腐，目赤神烦诸证。上本叶氏参治验。(《王氏医案续编》)

❀【评议】　夏秋之令，天之热气下迫，地之湿气上升，湿热蒸腾，人在气交之中，体弱者感而成病，故瘟疫（特别是湿热疫）多在此季节流行。试观本例，湿已化热，前医投以平胃散温中燥湿，无怪乎其热更炽，壮热昏狂，大渴溲赤等热象显露。王氏据证用石膏、大黄清热泻实而愈。可见对于湿热病证，临床当细辨湿与热之孰轻孰重以及病情演变情况，对证下药，方能奏效。现代多以藿朴夏苓汤、甘露消毒丹、连朴饮（或白虎加苍术汤）分治湿偏重、湿热并重、热偏重三种证型，临床证实是行之有效的。

🌸 食复热在心包络案 🌸

何明吾，时疫食复，大便不通，呕恶，内热，昏愦不省人事，或作梦语，循衣摸床。此热在心包络经。以竹茹、麦冬、知母、山栀各一钱，陈皮、半夏曲、酸枣仁、枳实各八分，甘草三分，服之。至夜半，人事稍清，余热未散。用石膏三钱，知母二钱，竹茹、麦门冬、生酸枣仁各一钱，天花粉、陈皮各七分，枳实、麦芽、半夏曲各六分，水煎饮之。下午大便行而热退，诸症悉愈。（《孙文垣医案》）

🌸【评议】 时疫初愈，余邪未尽，灰中有火，因饮食不慎，致邪火复炽，病有反复，名曰"食复"。治用清热消食并施，恰合病机，故能获效。

🌸 食复治宗仲景案 🌸

程竹坡室，年过六十染疫，头疼口渴，舌苔前黄燥后紫黑，身热沉重，人事昏愦，语言错乱，小水短涩，呕逆烦躁，耳聋胸胁痛，时五月初旬也，脉左浮而弦数，右洪长而数，邪在少阳阳明二经。即以柴胡、石膏为君，知母、麦冬、天花粉、竹茹为臣，黄连为佐，甘草、枳壳、桔梗为使，二帖得微汗，热退神清。因骤进晕粥，又大热谵语昏沉，此食复也。以小柴胡加山栀子、枳实、淡豆豉、鳖甲。四帖复得汗，热退神清，仍口渴躁烦，以生脉汤加黄连、香薷、竹茹、竹叶而安。(《续名医类案》)

●【评议】《注解伤寒论》云："病有劳复，有食复。伤寒新差，血气未平，余热未尽，早作劳动病者，名曰劳复。病热少愈而强食之，热有所藏，因其谷气留搏，两阳相合而病者，名曰食复。"本例食复所用之方，取自《伤寒论》"伤寒差已后，更发热者"之小柴胡汤和治食复之枳实栀子豉汤。

🦋 热渴发呃案 🦋

鲍五保，患时疫耳聋，身热口渴，大便五日不行，人事不清。竹叶、黄芩、柴胡、半夏曲、甘草、枳壳、天花粉、知母煎服，而热渴更甚，大便行而泻，手挛缩不能伸，且发呃咳嗽。改用柴胡、石膏、竹茹、人参、甘草、麦冬、半夏曲、橘红、黄芩、黄连，一服而呃止泻除，诸证悉愈。(《续名医类案》)

●【评议】 先后两诊，用方同中有异，首方以小柴胡汤化裁，后方以小柴胡汤、橘皮竹茹汤、竹叶石膏汤合化，且增强了清热解毒的作用，故两方效验有别。处方用药，贵在丝丝入扣，一药之进退，常可影响疗效，甚至会得到相反的结果，投剂之难，于此可见一斑。

🌸 春温时疫得下始安案 🌸

王跛石广文令弟患春温，始则谵语发狂，连服清解大剂，遂昏沉不语，肢冷如冰，目闭不开，遗溺不饮，医皆束手。眉批：此正吴氏所谓凉药无涤秽之功，而反冰伏其邪也。孟英诊其脉弦大而缓滑，黄腻之苔满布，秽气直喷。投承气汤，加银花、石斛、黄芩、竹茹、元参、石菖蒲。下胶黑矢甚多，而神稍清，略进汤饮。次日去硝、黄，加海蜇、芦菔、黄连、石膏。服二剂而战解肢和，苔退进粥，不劳余力而愈。继有张镜江邀治叶某，又钱希敏之妹丈李某，孟英咸一下而瘳。惟吴守彀之室暨郑又侨，皆下至十余次始痊。今年时疫盛行，医多失手，孟英随机应变，治法无穷，救活独多，不胜缕载。（《王氏医案续编》）

●【评议】 瘟疫宜清宜下，各有其适应病证，若误用之，非独病不能愈，反生变端，临床可不慎哉！

烂喉痧案

烂喉痧证，来势甚暴，甫周一日，丹疹密隐，咽喉已腐，壮热无汗，大便泄泻，烦躁渴饮，脘腹按之痛。邪不外达，炽盛于里，燎原之势，不可向迩，恐其遽尔因陷，昏喘生变。现在方法，辛凉透散，通同一律，无所短长，鄙见莫若且用凉膈散，上者上达，表者表达，里者下达，庶几热从外出而痧透，火从下泄而躁安。按《内经》病机，暴注下迫，皆属于热。仲景方论急下之法，正以存阴。幸勿拘现患泄泻，而遂谓不可再下也。虽然，智愚千虑，各有得失，尚祈高正是荷。

凉膈散　加牛蒡子　桔梗　枳实

再诊：投凉膈散烦躁略安，脘痛已止，胸膈之燔，稍衰其势，而咽喉红肿，干咳呛逆，上炎之火，未熄其威，况丹痧一片，点粒模糊，证交三日，正属邪张之际，尚在险途，未归坦境，拟方再望转机为妙。

犀角　连翘　元参　川贝　桔梗　鲜石斛　牛蒡子　鲜薄荷根　芦根

痧回热减，温邪初退之余，咽喉反腐，虚火又从而附之。良由久患喉痹，阴虚火亢，热淫摇动，亢焰复张，用方最宜加谨，过清恐伤脾胃，早滋恐恋余邪。姑拟甘凉法平调肺胃，冀得上焦清肃。

鲜石斛　大贝　元参　生草　丹皮　沙参　羚羊角　扁豆　稽豆衣　雪梨（《宋元明清名医类案》）

❀【评议】　此乃王旭高医案。温邪疫毒充斥表里，燎原莫制，首方以凉膈散清上涤下，邪毒顿挫，病热衰减，末方以甘凉清养肺胃津液为主，深得叶天士用药之奥旨。

🎕 宗气关乎疫病预后案 🎕

吾乡今春行小儿疫证，初起畏寒发热，寒热止便烦躁不省人事，后乃面黄如杏，身软如绵，手撒，口开，眼合，肤厥，僵卧不动，若不治或治不得法，其气便奄奄而绝。自起病至死不出一日，吾乡死于此症者，不可胜纪。吾医治三儿，均获渐愈。一仇氏子十岁，已面黄昏愦，见其齿干唇燥，舌苔黄垢，两脉俱无，吾思此必伏邪内发，有秽浊实邪上犯心胸，堵塞清窍，始有此险恶之候。凡人胸中为宗气最为紧要，故喻嘉言有"宗气论"，语语精当，胸中窒塞，宗气不行，神明无主，百骸俱废，或体软神昏，绝无知觉，或搐搦发狂，不省人事。若邪气久闭，不能自开，或用药不当，无法宣通，由闭而绝，本不出数时，疫证病死之速，职①此故也。此病通降为第一着，因用紫金锭磨出对姜汁灌服，约一时许，脉渐出，眼渐开，面色渐转。为制清热化浊之剂，加酒曲煎出与服，是夜大便行一次，人事大清，颇为安妥。是晚伊有亲戚来至，本行道者，三更时又与辛温表剂，明早又与以香燥时丸，乃引伏热入阳明经中，身大热心烦，气急面赤，多言，口渴喜饮，六脉浮洪而数，小便五六时不解，颇有登高而歌，弃衣而走之势。赖吾旧友倪新甫至，为之推拏②，四五次果溺通热退而愈。（吾幼女病痰喘，及吾乡患重证暴证经新翁推拏，无不立愈，较药尤速神效可爱。）一系侄女，把清弟之二女也，证亦同上，以紫金锭和姜汁灌下，半夜始苏，行小便一次，手足躁扰，狂叫不安。第二日为用清热化滞药加酒曲与服，此日忽厥逆，忽烦扰各一次，至晚行大便一次，人始向安。第三日复小便不通，昏卧不醒，面色青惨，脉微弱欲脱。余曰：虚象也。急煎补中益气丸二两，加滑

---

① 职：惟也。
② 拏："拿"的异体字。或作"牵引"解。

石二钱与服，约两时许溺通，人事渐清，但言背脊骨痛。余曰：阳明经邪未去也。用补中益气丸一两，加葛根一钱半，升麻八分，服下痛止，惟唇舌焦干，苔黄而燥。余曰：阳明虚热在上也。用补中益气丸一两，加麦冬三钱，沙参二钱，五味子五粒与服，便舌润苔退，人事大安，诸证愈矣。又治许家村一孤子七岁，病情治法均与侄女相同，得获安好无恙。吾因此证访问数家，皆因病前恣食汤圆，入腹未化，复为邪气所冲，填入胸中，致有此候。故方中用酒药丸以化糯米之积，无不应验也。（《宋元明清名医类案》）。

【评议】 此乃姚龙光医案。案中谓："必伏邪内发，有秽浊实邪上犯心胸，堵塞清窍，始有此险恶之候。"又云："凡人胸中为宗气最为紧要……宗气不行，神明无主，百骸俱废，或肢软神昏，绝无知觉，或搐搦发狂，不省人事。若邪气久闭，不能自开，或用药不当，无法宣通，由闭而绝，本不出数时，疫证病死之速，职此故也"。此论对疫证的病机和死因做了独特的发挥，对照有些急性传染病如流行性乙型脑炎、传染性非典型肺炎（SARS）、人禽流感等心肺功能衰竭致死者，从中医观点来分析，其机制与此颇相符合，值得深入研究。

案中提出此病治法"通降为第一着"以及用紫金锭，亦很有参考价值。

❀ 霍乱转筋案 ❀

丁酉八九月间，杭州盛行霍乱转筋之证，有沈氏妇者，夜深患此，继即音哑厥逆，比晓，其夫皇皇求治。余诊其脉，弦细以涩，两尺如无，口极渴而沾饮即吐不已，足腓坚硬如石，转时痛楚欲绝，乃暑湿内伏，阻塞气机，宣降无权，乱而上逆也。为仿《金匮》鸡矢白散例，而处蚕矢汤一方，令以阴阳水煎成，候凉徐服，此药入口，竟不吐，外以烧酒，令人用力摩擦其转戾坚硬之处，擦及时许，郁热散而筋结始软，再以盐卤浸之，遂不转戾，吐泻渐止，晡时复与前药半剂，夜得安寐，次日但觉困极耳，与致和汤数服而瘳。后治相类者多人，悉以是法出入获效，惟误服附子者，最难救疗。(《随息居重订霍乱论》)

❀【评议】 蚕矢汤由蚕沙、苡仁、大豆黄卷、木瓜、川连、半夏、黄芩、通草、焦栀、吴萸组成，主治霍乱转筋，肢冷腹痛，口渴烦躁，目陷脉伏，时行急证。致和汤由北沙参、生扁豆、石斛、陈仓米、枇杷叶、鲜竹叶、麦冬、木瓜、甘草组成，主治霍乱津液不生，喉干舌燥，溺短便溏。前者以祛邪为主，后者侧重扶正（养阴）。此两方乃王孟英治疗时行霍乱的经验方，值得借鉴。

🌀 胃津消亡肾水犹存得救案 🌀

喻嘉言治钱仲昭，患时气外感，三五日发热头疼，服表汗药，疼止热不清，口干唇裂，因而下之，遍身红斑，神昏谵语，食饮不入，大便复秘，小便热赤，脉见紧小而急，曰：此症前因误治阳明胃经，表里不清，邪热在内，如火燎原，津液尽干，以故神昏谵妄，若斑转紫黑，即刻死矣。目今本是难救，但其面色不枯，声音尚朗，乃平日保养，肾水有余，如旱田之侧，有下泉未竭，故神虽昏乱，而小水仍通，乃阴气未绝之征，尚可治之。不用表里，单单只一和法，取七方中小方，而气味甘寒者用之，惟如神白虎汤一方，足以疗此。盖中州元气已离，大剂、急剂、复剂，俱不敢用。而虚热内炽，必甘寒气味，方可和之耳。但方虽宜小，而服则宜频，如饥人本欲得食，不得不渐渐与之，必一昼夜频进五七剂，为浸灌之法，庶几邪热以渐而解，元气以渐而生也。若小其剂，复旷其日，纵用药得当，亦无及矣。如法治之，

更一昼夜，热退神清，脉和食进，其斑自化。(《续名医类案》)

🌸【评议】 叶天士尝谓："邪热不燥胃津，必耗肾液。"而阴液之盈亏存亡，关系到温病(含瘟疫)之预后吉凶，所以前贤称"存得一分津液，便有一分生机"，观本例，迭经误汗误下，致胃津消亡殆尽，险象丛生，所幸患者平素善知保养，病虽剧而肾水犹存，下元未竭，故断为"尚可治之"。药用甘寒生津益胃，小剂频服，如是则邪热渐解，胃津渐生而得救矣。

🌸 少阳阳明合病之虚热案 🌸

陆养愚治费西村患时疫，头疼身热，口渴气喘，下午热潮更甚，或以藿香正气散投之，烦躁特甚，舌心焦黑，谵语发斑；又与柴苓汤，更加呕哕，且自汗不止，脉之浮数而微。曰：此少阳阳明合病之虚热也。用白虎汤加人参、黄芪、葛根、柴胡、灯心、竹叶，热减十分之七，汗亦稍止。后以人参、麦冬、五味、黄芩、山栀、甘草二剂，斑亦渐退。(《续名医类案》)

🌸【评议】 前医投藿香正气散、柴苓汤，误以为系湿温为患。后医所用之方，则从益气生津、清热祛邪立法而获效，可见本例当属正虚邪实之热疫或暑热之疫。

🌺 表里两感案 🌺

金鉴，春日病瘟，误治二旬，酿成极重死症，壮热不退，谵语无伦，皮肤枯涩，胸膛板结，舌卷唇焦，身倦足冷，二便略通，半渴不渴，面上一团黑滞。前医所用之药，不过汗、下、和、温之法，绝无一效。喻曰：此症与两感伤寒无异，但彼日传二经，三日传经已尽即死，不死者，又三日，再传一周，定死矣。此春温证不传经，故虽邪气留连不退，亦必多延几日，待元气竭绝乃死。观其阴证阳疾，两下混在一区，治阳则碍阴，治阴则碍阳，然法曰发表攻里，本自不同；又谓活法在人，神而明之。未尝教人执定勿药也。吾有一法，即以仲景表里二方为治，虽未经试验，吾天机勃勃自动，若有生变化行鬼神之意，必可效也。于是以麻黄附子细辛汤，两解其在表阴阳之邪，果然皮间透汗，而热全清。再以附子泻心汤，两解其在里阴阳之邪，果然胸前柔活，而人事明了，诸证俱退。次日即食粥，以后竟不需药，只在此二剂，

而起一生于九死，快哉！此案后学宜反复详玩之。《续名医类案》）

🕸【评议】 伤寒有太阳少阴两感的麻黄附子细辛汤证候，《伤寒论》明文载之。本例虽是瘟疫，然据其证候，喻氏断为与伤寒两感无异，遂用麻黄附子细辛汤两解表里之邪，药后竟获汗出热退之效，此等证用此等法，全在于医者熟谙《伤寒论》，活用伤寒之法以治瘟疫。"活法在人，神而明之"，此之谓也。

🏵 瘟疫得下而安案 🏵

卢不远治永嘉王龙友，望其色黯紫，舌本深红，知其次日当病，果发热。越三日，其叔培竹欲归，将发，诊其脉沉而散，卢极力挽留，谓龙友虽病，而脉有神理，君虽未病，而邪实深入，病于中路，将奈何？至次晚大吐，脉随脱，药以人参三钱，脉复。有以枣仁等剂投之者，其热转盛。十四日脉八至，舌短神昏。卢谓：今晚非用下，必然胃烂。因用芩、连、大黄一剂，次日遂愈。盖疫为疠气，人受之多从口鼻入，因人色力盛衰，以为轻重。审色与脉，可以先知。又疫者，瘟热病之沿漫也。其病之因，由寒郁火，故其色紫，紫为水克火之色也。火病之发，应心之苗，故舌色深红。杜清碧谓之将瘟香，而脉体须浮，浮脉象火，病发必顺；若沉则邪深入里，势必暴焚。河间多用下法，下之中空，而火性自平矣。如当下而失时，必胃烂而死。（《续名医类案》）

⚜【评议】 以审色与脉，作为瘟疫诊断和辨证的重点，这是本案给我们的提示和启发，值得细玩。在疫病的治疗上，吴又可《温疫论》强调下法逐邪的重要性，本例的治法，亦可佐证吴氏观点信不我欺。

❀ 时疫愈后浮肿案 ❀

严氏妇，年三十，时疫后脉症俱平，饮食渐进，忽然肢体浮重，别无所苦，此即气复也。盖大病后血未成，气暴复，血乃气之依归，气无所依，故为浮肿。嗣后饮食渐加，浮肿渐消。若投行气利水药，则谬矣。据所云则养血之剂宜投也。文田案：魏氏之论是矣。此当用复脉汤去参、桂、姜、枣。（《续名医类案》）

⚜【评议】 此证的病机值得研究，文田认为可用复脉汤化裁以治，更有深意，临床可备一格。

热灼津伤得水自愈案

一人感疫，发热，烦渴思饮冰水，医者禁服生冷甚严，病者苦索不与，遂至两目火并，咽喉焦燥，昼夜不寐，目中见鬼，病人困剧，自谓得冷水一滴下咽，虽死无恨，于是乘隙，匍匐窃取井水一盆，置之枕旁，饮一杯，目顿清亮，二杯鬼物潜消，三杯咽喉声出，四杯筋骨舒畅，不觉熟睡，俄而大汗如雨，衣被湿透，脱然而愈。盖其人瘦而多火，素禀阳藏，医与升散，不能作汗，则病转剧，今得冷饮，表里和润，自然汗解矣。(《续名医类案》)

❀【评议】 此案颇耐人寻味，值得细玩。瘟疫热灼津伤，济之以水，自然之理。无奈医者固执己见，禁服生冷甚严，致病势加剧，患者迫不得已，窃取井水饮服，病情迅获转机，此等案，既关系到治疗，又关系到护理，于医者和病家均有警示作用。

时疫发斑案

一北人患时疫，寒热不止，舌苔黄润，用大柴胡下之，烦闷神昏，杂进人参白虎、补中益气，热势转剧，频与芩、连、知母，不应。张诊之，左脉弦数而劲，右脉再倍于左，周身俱发红斑，惟中脘斑色皎白，诸医莫审白斑之由，因喻之曰：良由过服苦寒之剂，中焦阳气失职故也。法当通达其斑，兼通气化，无虑斑色不转也。遂用犀角、连、山栀、人中黄，昼夜连进二服，二便齐行，而斑化热退，神清食进，起坐徐行矣。其昆季同时俱染其气，并进葱白、香豉、人中黄、连翘、薄荷之类，皆随手愈。(《续名医类案》

● 【评议】 时疫发斑，多因热毒深入营血所致。叶天士有谓"入营犹可透热转气。"故本例之治，重在清营凉血解毒，但仍不忘透热转气，如连翘之用，殆即此意。

🌸 风温时疫急下存阴案 🌸

黄以宽，风温十余日，壮热神昏，语言难出，自利溏黑，舌苔黑燥，唇焦鼻煤。先误用发散消导数剂，烦渴弥甚，恣饮不辍。此本伏气郁发，更遇于风，遂成风温。风温脉气本浮，以热邪久伏少阴从火化，发出太阳，即是两感。幸年壮质强，已逾三日六日之期，证虽危殆，良由风药性升，鼓激周身元气，皆化为火，伤耗真阴，少阴之脉，不能内藏，所以反浮。古人原无治法，惟少阴例中，则有救热存阴承气下之一证，可借此以迅扫久伏之邪。审其鼻息不鼾，知水之上源未绝，无虑其直视失溲也。喻嘉言治钱仲昭，亦以其肾水未竭，故伤寒多死下虚人，非虚语也。酌用凉膈散加人中黄、生地，急救垂绝之阴。服后下溏黑三次，舌苔未润，烦躁不减。更与大剂凉膈，大黄加至二两，兼黄连、犀角，三下方得热除。于是专以生津止渴大剂投之，舌苔方去，津回渴止而愈。（《续名医类案》）

◉【评议】《伤寒论》少阴病有急下存阴之治法，本例邪热炽盛，胃津肾液消耗殆尽，出现正虚邪实垂危之证，故借鉴《伤寒论》"急下存阴"之法，投以泻下泄热之剂，方得热除证减，继则大剂生津止渴；遂津回渴止而愈。津液之存亡与温病（含瘟疫）转归和预后之关系，于此可见一斑。

🌺 阳脱厥逆案 🌺

丁程川之宠，患疫而死。半月后，丁自病头痛身热，口渴烦躁，或与小柴胡汤，忽夜梦与亡宠交接，惊觉而精已泄，汗出如雨，不能转侧，神昏谵语，及招陆诊之。其脉微细如丝，面色如泥，四肢厥冷，幸未过肘膝，而阳事尚自翘^①然。令剪其亡宠旧裤裆烧灰，以附子理中汤调灌之。两剂神清，阳亦收敛。后以人参、麦冬、五味、白芍、黄连、枣仁、知母、黄柏，调理而安。文田案：此柴胡扰动肝邪，故摇撼肾精以至不守。（《续名医类案》）

❀【评议】 罹患疫病，又梦与病疫而亡之宠交接，肾精泄越，元阳几脱，仿阴阳易以治，方用烧裤散合扶正回阳之附子理中汤，得挽垂危于顷刻。烧裤散现已废而不用。

❀ 邪热入腑案 ❀

柴屿青治吴氏妇患疫，家人谓因怒而致，医遂用沉香、乌药、代赭等药，兼用表剂二十余日，胸膈胀闷，壮热不休，脉之左手稍平，右三部洪数，此疫证邪热入腑，表散徒伤卫气，病亦不解。乃连进瓜蒂散二剂，吐去涎痰。察其邪尚未衰，又与小承气二剂，下宿垢数行，而热渐退。调理至十余日，脉始平复。（《续名医类案》）

❀【评议】 瘟疫用温燥理气之药，津液势必受损，此一误也；又用表散之剂，徒伤卫气，此二误也。邪

① 翘：举起。

热乘机入腑，下证已具，故用小承气通腑泻实，使邪从下而泄，更寓急下存阴之意。

胃肠燥热案

缪仲淳治史鹤亭太史，丁亥春患瘟疫，头疼身热，口渴吐白沫，胃热。昼夜不休，医误谓太史初罢官归，妄投解郁行气药，不效，又与四物汤益甚，诸医谢去，谓其必死，迎缪至。病二十余日，家人具以前方告，缪曰：误矣！瘟疫者，四时不正伤寒之谓，发于春，故谓之瘟疫。不解又不下，使邪热弥留肠胃间，幸元气未尽，故不死。及索淡豆豉约二合许炒香，麦冬一两许，知母数钱，石膏两许，一剂大汗而解，时大便尚未通，史问故？曰：昨汗如雨，邪尽矣。第久病津液未回，故大便不通，肠胃燥，非有邪也。今可食甘蔗三二株，兼多饮麦冬汤，不三日，去燥粪六十余块而愈。（《续名医类案》）

【评议】 观此案，谅由无形邪热弥留胃肠，致中焦津液耗伤，故首用白虎合麦冬、豆豉清热生津透邪，使邪从汗解。邪去而肠燥未复，是以专事养阴生津，润肠通便，遂解燥粪而愈。甘蔗乃养阴生津之佳品，王孟英对它十分推重，称其为"天生复脉汤"。吴鞠通《温病条辨》中"五汁饮",亦用此味。

❀ 阳证似阴案 ❀

张凤逵万历丁未三月间寓京师,吏部刘蒲亭病剧求治,已备后事,谵语抹衣,不寐者七八日矣。御医院吴思泉,名医也,偕数医治之。张诊脉,只关脉洪大,其余皆伏,乃书方竹叶石膏汤,咸惊曰:吴等已煎附子理中汤,何冰炭如是?张诘之,吴曰:阳证阴脉,故用附子。张曰:两关洪大,此阳也。其余经为火所伏,非阴脉也。一剂谵语抹衣即止,熟寐片时。再诊之,洪者平而伏者起矣。又用辛凉药调理痊愈。(《续名医类案》)

❀【评议】 本例脉伏,看似阴脉,实则因邪热郁遏,阳气不能宣达使然。正确的辨证,必须四诊合参,做全面的分析,庶不致误。

❀ 热疫发斑案 ❀

吴桥治朝有濡,壮年,偶以讼系士师,归家数日而发热,医以为痰火,治之旬日而病益危。桥诊之,六脉隐见不常，且举身紫斑发矣，耳聋口噤，目上视，循衣摸床，昏瞀绝食者五日，语所亲曰疫也。即以寒水下辰砂六一散，稍饮辄，少安。寻[1]授柴胡石膏犀角汤，一再服而病去其大半，七日愈。(《太涵集》)(《续名医类案》)

●【评议】 瘟疫发斑，临床并不鲜见，吴又可《温疫论》有"发斑"专篇论述；叶天士《温热论》论之甚为精辟；余师愚《疫疹一得》对其阐述尤详。前贤更有"斑发自阳明血分，疹发自太阴气分"之论。本例发斑，以方测证，当属阳明暑热疫毒炽盛，邪入营血，故药用辰砂六一散清热祛暑、辟秽解毒，复用石膏犀角之类清胃凉血。药证相符，宜乎取效。

🦁 表里大热案 🦁

刘兆平年八旬，一患瘟病，表里大热，气喷如火，舌黄口燥，谵语发狂，脉洪长滑数，杨用河间双解散治之，大汗不止，举家惊惶，复饮一服汗止，但本证未退，改制增损双解散：白僵蚕酒炒三钱，全蝉蜕十二枚，广姜黄七分，防风、薄荷叶、荆芥穗、当归、白芍、黄连、连翘、栀子各一钱，黄芩、桔

---

① 寻：旋即，不久。

梗各二钱，石膏六钱，滑石三钱，甘草一钱，酒浸大黄二钱，芒硝二钱，水煎去渣，冲芒硝，入蜜三匙，黄酒半杯，和匀，冷服，两剂而痊。因悟麻黄春夏时不可轻用也。杨玉衡名璿，著有《寒温条辨》。(《续名医类案》)

🌸【评议】 增损双解散系杨栗山《伤寒温疫条辨》治疗瘟疫主方之一，有"解散阴阳内外之毒，无所不至"之效。

🌸 瘟疫同病异治案 🌸

许庆承之子及黄起生之弟 年俱二十 同患瘟疫，医进达原饮、大柴胡汤，潮热不熄，燥渴反加，因而下利谵语。许氏子病经两旬，身体倦怠，两目赤涩，谵语声高，脉来数急，知其下多亡阴，所幸小水甚长，足征下源未绝，与犀角地黄汤加蔗汁、梨汁、乌梅甘酸救阴之法，频进而安。黄氏弟悉同此证，但此病不过三日，即身重如山，躯骸疼痛，谵语重复，声微息短，脉来鼓指无力。此病虽未久，然表里有交困之象，阴阳有立绝之势，急进十全大补汤，重加附子，二十剂始安。夫同一潮热燥渴，同一谵语下利，而用药角立，毫厘千里，岂易言哉！

犀角地黄汤

犀角 地黄 白芍 丹皮

或加芩、连。

十全大补汤

地黄 当归 川芎 芍药 人参 白术 茯苓
甘草 黄芪 肉桂（《得心集医案》）

❀【评议】 两人俱患瘟疫，潮热燥渴、谵语下利，症候虽同，但许氏子因"下源未绝"，正气尚存，故治以凉血解毒的犀角地黄汤为主，重在祛邪；黄氏弟因"阴阳有立绝之势"，故法以十全大补汤为主，旨在扶正。其辨证的着眼点在于前者"脉来数急"，后者"脉来鼓指无力"。脉诊在判断病情轻重和预后吉凶的重要性，于此可见一斑。

🌿 浊水地毒致疫病传播案 🌿

汤胜参 傍山而居，其地甚小，以农为业。时值暑月，其家腹痛呕吐，老幼相似，已亡数口。病之传染，沿门合境，而邻族中死者病者，更复不少。其戚友以为天灾流行，不相探问，近地诸医，咸远迹不至。及胜参自病，医巫交错，身已将危，始托友求治于余。至其村，满目凄凉，览其病，舌红口渴，目泛神昏。因问初起若何。其家哭云：起先腹痛呕吐，身热肢厥。余曰：此阴毒也，服何药而至此？乃将前医之方递出，悉柴胡、香茹、芩、连之属。余曰：是矣，不待诊脉，先取药至，疏以附子理中汤，随进附子理中丸，于是汤丸互进，昼夜不辍。次早复视，其浊阴驳劣之逆，赖以潜消，但微阳复返之象，尚属游移，遍身小泡攒①发，肤腠溱溱②自汗，濈濈③发热，脉来浮大，舌赤无津。转方以八味地黄汤加黄芪、五味，大剂缓进。昼夜再周，方得起坐思食，肤泡渐退，遍身复发小硬疬，肤无空隙，乃阴浊之毒，内伏而外出也。仍与八味小剂频服。于是合村颠连之家，悉求治于余。初起者多腹痛、呕恶、发热、恶寒之候，给以藿香正气散，加附桂温中而通阳。有阴寒极甚而格药不入者，与之白通汤，加猪胆汁引导而通阳。有阴寒入于血脉，厥逆无汗者，投以当归四逆汤，加附子、吴萸温经而通阳。种种治法，随症而施。匝月以来，虽皆安好，然愈而复发，病风尚炽，细揣必有其故。因忆临治以来，各家之茶皆混浊不清，初意以为不洁，久而疑之，因令取冷水一碗，视

---

① 攒（cuán）：聚集；集中。
② 溱溱（zhēn zhēn）：众盛貌。
③ 濈濈（jí jí）：聚集貌。

之其色混浊，尝之其气冷劣，而味苦硬，因叹曰：此地毒也，岂天灾乎？即问水从何出。众曰：屋后山下有土井一孔，历有年矣。亲往视之，满井混浊。余曰：毒也。试问时值六月，本当清泉澄映，况一向酷暑未雨，若非地毒，此水安得混耶？众皆醒悟，咸谓从无混水，今若此，或者山上旧冬所葬新冢之碍乎？嗟嗟乡愚，昔清今浊，显然不识，其斯地之数乎！盖六月天时，阴气在下，人身阴气在内，再逢山脉之变，阴毒侵脏，酿成种种寒症。急令他处掘地取水。并制贯众、甘草、雄黄、黄土，各用斤许，煎汤一斛，与之皆啜。更经半月，病风遂息。由此观之，凡为医者，水土不可不辨。

附：上案方成，有二三同道来寓索览。览毕，问曰：如斯治病，用心苦矣！但胜参之病，子视其舌红口渴，目泛神昏，人多认为阳毒，何能直指为阴毒，而又敢急进附子、干姜乎？答曰：大凡治病，必当始终审察，看书尤宜上下留心。盖此症全因误治而致，非病势之自然也。余初望之际，亦尚骇疑，不得不以问字继之。据述初起腹痛呕吐，身热肢厥，则厥之来也，不为不暴矣。《经》曰：暴病非阳。其厥为阴厥，已无疑义。况前医既误认其症，肆进苦寒攻散，重竭其阳，逼其虚阳外越，故舌红口渴，目泛神昏，势将立竭，不得不以大剂姜、附，急挽残阳而驱阴浊，舍此安从治哉？今诸君仅观俚①案明言显语，漫不加察，其何以得经文之妙意乎！又问曰：子辨症敏捷，足征渊源有自，肯与传欤？答曰：自古伤寒诸书，原有内外深浅伤中之别，岂无传乎？要知此症初起，原属内伤直中之例，故厥之来也暴。若外感伤寒传变之症，乃热深厥深，热微厥微，其厥之来也必渐。此阴厥阳厥，最紧关头，务在揣摩有素，庶危迫之顷，一问了然。余于斯道，虽上古经典疑关，达微通元之功，自知未足，而阴阳二义，以静而求，颇为得心。同道曰：适来观案，既得治病之要，复得辨症之诀，更知博古静求之功，请录之以质②来者。

附子理中汤

附子　干姜　人参　白术　甘草

四逆汤

附子　干姜　甘草

冷服。

白通汤

附子　干姜　葱白

或加人尿、猪胆汁。

---

① 俚（lǐ）：鄙俗。
② 质：评断。

当归四逆汤

当归　桂枝　芍药　细辛　甘草　通草　大枣

或加吴萸、生姜。

以上皆仲景方。

藿香正气散《局方》

藿香　白芷　茯苓　橘皮　厚朴　白术　紫苏
半夏　桔梗　大腹皮　甘草　姜　枣

八味地黄汤

熟地　山药　茯苓　泽泻　山茱萸　丹皮　附子
肉桂（《得心集医案》）

🌀【评议】　清代医家王孟英对疫病特别是霍乱的预防，强调饮水卫生。王氏所处的江浙一带地势坦夷，支河万派，而居民饮食濯秽，共用一水，尤其是暑月旱年，热毒蕴蓄，为害更烈，故多霍乱、疟疾、痛疡诸疾。特别是上海，王孟英亲见商舶群集，帆樯林立，人烟繁萃，地多燠热，室庐稠密，秽气愈盛，附郭之河藏垢纳污，水皆恶浊不堪，以致霍乱疫疠等病流行。有鉴于此，他力倡疏通河道，毋使积污，广凿井泉，毋使饮浊。湖池广而水清，自无藏垢纳污之所，秽浊之源无由孳生，井泉多而甘冽，以为正本清源之计。并主张饮雨水、雪水，贮水以备用。他在刊行《重庆堂随笔》时详细介绍了审水源、定井位、凿

井、试水美恶、验水质好坏等方法。同时倡用药物来
净化水液，主张于夏秋季节，将白矾、雄精置井中，
解水毒辟蛇虺；将降香、菖蒲投缸内，去秽解浊。试
观本案所述的疫病，究其病因，诊者称其为"地毒"，
实指与水不洁有关，于是根据"辨证求因，审因论
治"的原则，投以温中通阳、芳香辟秽之剂而取效，
并嘱掘地取水，保持水质卫生，以杜病源，疫风
始息。

🌸 时行寒疫验案 🌸

豫章邱某之室，分娩三朝，忽患时行寒疫。曾经
医治，有守产后成方用生化者，有遵丹溪之法用补虚
者，佥未中的，而热势益张。邀丰诊之，脉似切绳转
索，舌苔满白，壮热汗无。丰曰：此寒疫也，虽在产
后，亦当辛散为治。拟用辛温解表法去桔梗，加芎、
芷、干姜、黑荆、稆豆，嘱服二剂，则热遂从汗解，
复用养营涤污之法，日渐而瘳。（《时病论》）

城中王某之女刚针黹时，偶觉头痛畏寒，身热无
汗。延医调治，混称时证，遂用柴葛解肌，未效又更
医治，妄谓春温伏气，用葳蕤汤又未中病。始来商治
于丰，按其脉，人迎紧盛，舌白而浮，口不干渴。丰

曰：春应温而反寒，寒气犯之，是为时行寒疫。前二方，未臻效者，实有碍乎膏、芩，幸同羌、葛用之，尚无大害。据愚意法当专用辛温，弗入苦寒自效。即以松峰苏羌饮加神曲、豆卷治之，令其轻煎温服，谨避风寒，复被安眠，待其汗解。服一煎，果有汗出，热势遂衰，继服一煎，诸疴尽却矣。（《时病论》）

● 【评议】 瘟疫有热疫、寒疫两大类型。以上二例症见发热恶寒，无汗苔白，口不干渴，脉紧盛，显系寒邪犯表之证，其病机与《伤寒论》太阳伤寒无异，故雷丰（注：《时病论》作者）均用辛温解表方药取效。

疫痧邪入营血治案

乙酉正月中旬，疫痧大作，是燥火刑金，医投三春温散，死者大半。有庄芳者，年方壮盛而患疫痧，肤赤如朱，有汗热炽，咽痛喘咳，舌绛苔黄，神昏脉数，口渴欲饮。温邪既陷宫城，屡投清透，正如隔靴搔痒，而疑症神昏谵语渐增，勉予大剂救津涤邪，病不增减，遂以犀角地黄汤加味，以清热化毒，二剂神清咳血，知其热从血去；仍以清营化热，数日而愈。（《慎五堂治验录》）

◉【评议】 疫痧多属热疫，本例已出现一派营血热毒燔灼，邪陷心宫之危象，故清透之剂有病重药轻之嫌，改用犀角地黄汤加味，凉血清营解毒之功甚彰，药中鹄的，邪得外泄而解。

疫痧治法任意变更关乎预后例案

丁亥之春疫疠盛行，有发斑者，有发疹者，有一起即神昏不语者，有初病即舌赤苔灰，连投充津化热，虽见热凉能食，卒变神昏狂走而逝者。群续相连，多相传染，盛至沿门阖境。良由去冬冰雪鲜少，冬失收藏，即《内经》"冬不藏精，春必病温"。暴病暴死皆属火之类欤？其时见者，有树江门顾姓，用犀角地黄合牛黄丸，服后神醒，面发如斑如麻，大如饼，掌中有红点如针头。作余毒上壅，阳毒病治，用原方加化毒，且加大黄以引毒下趋，果获全功。同时，后江唐姓，病亦如顾，径投煎法，神清热退，失于清解，陡变痰潮而逝。又有赵庄角吴蔼亭者，夜半起病，诘①朝往视已舌强苔灰，身如炽炭，急投大剂犀、元、地、斛、大青、猪矢之类。一剂浑身汗出，红斑即见，中夹针头如疹如麻，且加咽喉腐烂，即以

---

① 诘（jié）朝：早晨。

原方加蒡、射、甘、豆以化毒存阴，锡类散吹喉。明日复诊，略进汤粥，苔转润化半，热亦略淡，神亦渐清，喉腐大化，大有回生之兆，仍用原法加甘凉化毒。适余他事南旋，另延老医马芹圃诊视，方用轻扬之品而且撤去吹药，以致咽门不通，腐秽之气达于户外，竟以不下汤水，燎原复炽而不及投药矣。呜呼！此人不死于病而死于医，不死于医之误药，而死于医者懦弱，少于周详。此病不应不用吹药，吹药去喉腐，渐滋直至于不受汤水，虽有良计深谋，安能措其手足哉！越数日得邵步青先生《四时病机》，有异功散贴颈一法，极为大妙，故医者理宜内外兼谙，方能应挥霍撩乱之时也。又有用大剂石膏药应手而痊者。有官界河宋兆之孙染疫，身热无汗，肢痉神昏，呕吐青水，赤疹隐隐，脉形弦数，舌黄而干，即投清泄透疹，得汗疹达，呕吐仍如草滋，热淡神清不食，气喘如吼，是肝木内动化风也。即以前方去羚羊角，加石决明，呕止能食，旬日而起。因劳役复病，再以清化，又得白疹，是邪伏之深而周折之多也。医者可不撒①哉？（《慎五堂治验录》）

⊛【评议】 据案中所载，其时流行之疫病，似属

---

① 撒（qíng）：警戒。

疫痧。本病的主症是咽喉肿病甚则腐烂，故亦称"烂喉痧"。治疗当以清热凉血解毒为要务，犀角地黄汤加减堪称贴切之方，同时还须配合锡类散之类吹喉，内外兼治，收效更佳。上述几个病例，有因治法得当而获救者；有因改弦更张而不治者；有因不配用吹药而危亡者。医者临证治病，尤其遇到危重病证，务必细心观察，用药未可朝三暮四，轻易变更，否则祸不旋踵，死生立判。

🏵 治疫须参合运气验案 🏵

丁亥，天符①之岁，风木司天，燥气大盛，人多病疫。初起头痛，少顷即神昏不语，口噤狂躁，危殆在即。饭团泾王姓，稚年亦染此证，余诊之脉来弦滑，弦则为风，滑乃痰阻，确是风邪直中厥阴，鼓动痰涎，风性急，故病亦急也。为治之法，当急平其风，佐以化痰。乃用蝎、蚕、天麻、羚、甘、菖、胆、菊、半、钩钩等为方，一剂即愈。张泾潘荣堂之女，年十四，病亦相似，惟狂语，脑痛不堪，且红而肿，用蚕、羚、蒡、菊、板兰、天麻、钩藤等，外用硝末搐鼻，二剂而安。是证也，良由春令温暖，真气

---

① 天符：运气术语。指通主一年的中运之气与司天之气相符合的年份。

未固，风邪易袭。《经》谓"天符之岁，其病速而危"，即此证也。（《慎五堂治验录》）

● 【评议】 运气与疫病流行的关系至密，这在古医籍中多有记载，例1案云："治病不可不知运气之转移"，确是经验之谈。现代不少医家对此亦有研究和发挥。例2根据是年"风木司天，燥气大盛"的气候特点，紧密结合当时疫病的病情，分析其病因病机，制订相应的治疗方药，收效颇佳。这是"天人相应"整体观念在疾病诊疗上的体现，值得重视。

❀ 普济消毒饮加减愈大头瘟案 ❀

沈，左。风毒上壅阳络，发为大头瘟证，曾经疡科调治，转剧。且拟东垣先生法应之。

牛蒡子三钱　生天虫三钱　板蓝根一钱半　薄荷叶八分　金银花一钱半　菊花三钱　马勃一钱半　桑叶三钱　光杏仁三钱　射干八分　黑豆卷三钱

生大黄和蜜为丸，时时含化服。二剂愈。

风毒上壅，若用重剂攻泄，直走肠胃，病所未得药力，胃中先已受戕[1]，何可去病？今宗普济消毒饮法，辛凉轻泄，解散风毒，大黄和蜜含化者，盖纯苦

---

① 戕（qiāng）：残害。

下降已过病所，得蜂蜜之缓，且时时含化，未至胃中，性已宣布，不伤中下，在上之病宜拔。(《慎五堂治验录》)

● 【评议】 普济消毒饮治大头瘟，古今临床历验不爽，本例以此方加减，亦属对证投剂。妙在加大黄和蜜为丸，时时含服，意在引毒下泄，给邪以出路，病易愈也。

❀ 菩提救苦汤治疫验案 ❀

忠州黄姓，年五十余，春日患瘟疫之病。其症初起似热非热，似寒非寒，其人身重，微热，疲软，头昏，胸膈痞满，舌苔厚滑，不思饮食，大小便俱不通利，其脉模糊，表里难辨，医不得法，数日必死，又传染他人。医用解表攻里，病愈加重，求治于余。余用菩提救苦汤，两剂而愈。其方重在芳香散邪，宣通脾胃，但此病与温病霄壤之隔，切勿以字音相同，混而为一。

菩提救苦汤

法夏三钱　苍术三钱　陈皮二钱　香附三钱　砂仁二钱　枳壳二钱　藿香二钱　苏叶三钱　扁豆二钱　黄芩二钱　神麯二钱　薄荷二钱　厚朴二钱　楂肉三钱

用生姜少许为引。

若或吐或利，加炮姜三钱、胡椒二钱、吴茱萸三钱 同煎服。此方较吴又可达原饮尤妙。（《温氏医案》）

🌸【评议】 身重，胸膈痞满，舌苔厚滑，不思饮食，显系湿浊壅阻上、中二焦，肺失宣降，脾失运化使然。此等瘟疫，当属湿热疫（湿重于热）。用菩提救苦汤，实熔平胃散、藿香正气散于一炉，功能芳香化浊，运脾祛湿。方证相符，故奏效迅捷。案云："此方较吴又可达原饮尤妙"，妙在宣化湿浊之力尤强，且能芳香辟秽，故对感受湿热秽浊之疠气而病疫者，更为适合。

🦋 痧失表致痉厥危证案 🦋

某宦女 素系寒体，中阳不足，便溏气弱。因染疫寒热，咽微痛，余进以辛凉微温开解法，觉发热略重，喉胀较甚。即更疡科，进以羚羊、山豆根、金锁匙、栀、芩等，苦寒清热，寒热即止。脉细，红痧隐于皮肤之里，舌腻不渴，神烦昏愦，咽痛极甚，目珠上视，或目珠转旋，手足抽挛，背脊角弓反张，言语不出，已成痉厥之险。邀余诊之，即以至宝丹研细，以化痰开肺之品合竹沥、姜汁调匀灌之，痉止厥平。后以化痰宣肺和解缓缓治之。七八日，喉中吐脓血而痛缓。始终二十余日，未能见一寒热。红疹隐隐，未得透发，此早服寒药失表之症。后传染数人。余急先开表，辛凉外解，使其得汗。用喉刀刺其胀处，出血。三四日得汗后，热止痧透，咽痛亦平，未有遭如此危险者。所以瘟毒温邪之始，苦寒当慎，恐热遏不透，变痉厥也。（《外证医案汇编》）

余同乡某　假馆广东，至京都朝考。广东岚瘴湿热，疫毒熏蒸，又兼轮船煤气熏灼，兼之饮食皆需煤火，热郁，咽喉肿痛。京中之医，治以玉女煎重剂，一服而平。朝考毕，回南，咽喉又痛，两傍作肿。余以轻扬解散，普济消毒加减饮之。觉发热较甚，喉肿亦增。病人云：素体阴虚，切不可服发散。因京中服玉女煎一剂而平，若不服滋阴生地石膏等，断不得愈，定非温疫喉痧也。余一时眩惑，徇病人之情，亦投以玉女煎去牛膝加甘凉之品，自此寒热止，舌腻，痧疹隐隐不出，脉变滞，晨清晡甚，至夜呓语，烦躁不寐，咽喉更痛，双蛾作胀。湿邪蒙蔽，有作痉之势。余曰：先误于京医之玉女煎，遏热在里。再误于余之玉女煎，更秘其热不出。湿邪上泛，病变湿温。一徇病人之情，即遭此危险。其权在医，岂可徇情疑惑哉！即进二陈温胆法，加枳、朴、藿香苦温芳香，三四剂亦无大效。再将喉刀刺出毒血，将前方加以苦温化湿，淡以泄热。药内冲生姜汁半酒杯，服后，喉痛即止。后服燥湿泄热十余剂而愈。用药一误，挽回如此费力耳。（《外证医案汇编》）

●【评议】 疫痧初起，当以辛凉透达为务，俾温毒由表而解。例1因病医误用苦寒之品，致邪遏不达，内陷厥阴，出现疹隐、痉厥之危象，改用至宝丹清心开窍，佐化痰开肺之品，乃得痉止厥平。后被传染者，急用辛凉开表，使其得汗，并以喉刀刺其胀处出血，均获良效。例2亦因早投寒凉之剂，致遏热在里，变为痧疹隐隐不出，脉滞，欲作痉厥之逆证。所幸救逆得法，遂化险为夷。案云："瘟毒温邪之始，苦寒当慎，恐热遏不透，变痉厥也。"确是阅历有得之见。联系当前，有些医生遇到感染性疾病，就不分病性和病期早晚，大剂苦寒解毒方药径投，以为抗菌（或病毒）消炎是为上策，往往适得其反。读此两案，当引以为戒。

疫痧气营两燔治案

金左 春温疫疠之邪，从内而发。发热咽痛，热势甚炽，遍身丹赤，痧点连片不分，咽痛外连颈肿。

右脉滑数，左脉弦紧，舌红边尖满布赤点。此由温疫之邪，一发而便化为火，充斥内外，蔓延三焦。丹也，痧也，皆火也。刻当五日，邪势正盛，恐火从内窜，而致神昏发痉。拟咸寒泄热，甘凉保津。

犀尖五分，磨　鲜生地七钱　粉丹皮二钱　大青叶三钱　金银花二钱　霜桑叶一钱五分　大力子二钱　黑玄参三钱　薄荷五分　金汁五钱　鲜茅芦根肉各一两

二诊　咸寒泄热，甘凉保津，丹痧较化，热亦稍轻。然咽中仍然肿痛，左耳下结块作胀，亦属火风所结。大势稍定，未为稳当。

大连翘　黑山栀　粉丹皮　淡黄芩　白桔梗　人中黄　大玄参　大力子　荆芥　芦根（丹痧附烂喉痧）（《张聿青医案》）

● 【评议】　观是证，已是疫毒充斥内外，蔓延三焦，实为气营两燔之证，发热、遍身丹赤，舌红，是其征也。方用犀角地黄汤合清透之品，寓"入营犹可透热转气"之意。同时，立法处方十分注重生津养液，深得治温之精髓，宜其取效也。

伏暑兼夹食滞致疫案

幼侄纲儿，堂弟逸清之子也。方十岁，八月下旬

初病，一二日便昏睡不醒，呼之，间或一应；问之，则又不答。四肢厥冷，身亦不温，不食不便，小便黄涩，面黄色暗，舌苔薄白而干，唇白而燥裂，两手脉沉微，重按则滑。余思昏睡、肢厥、身冷、舌苔薄白、唇白，均属阴象，然苔干、唇裂、便闭、溺涩，又与阴症不合。问：病前食生冷否？云：食菱藕甚多，前一日又食柿子四枚。余乃得其解矣，曰：病本伏暑，邪热积于下焦，为生冷停于胃口者所阻，冷积不得下行，热邪不得上达，冷积为热所熏蒸，愈团结愈不解。阳气无由外达，故见阴象；中焦津气大伤，故见阳症，而成外阴内阳之候也。用全瓜蒌一两，文蛤五钱，以生津清热，黄芩、知母、枳壳、泽泻、茯苓各二钱，以清热利气；加肉桂三分，丁香二分，麝香少许，以化水果积。和服一帖，肢体渐温，人事渐清；二帖，便大解畅行，各病俱减。后改方调理，月余始能健旺，发落而秃矣。此戊戌年事。乡盛行此疫，死于医手者不可胜纪。惨矣！冤哉！(《崇实堂医案》)

❀【评议】 本例乃伏暑兼夹食滞。是时该地盛行此疫，谅内外合邪所致。案中对其病因病机分析甚为的当，立法处方亦十分中肯，是以危证得以挽救。如此寒热错杂、外阴内阳之证，若不细心体测，势必辨证有误，方药乱投，不死何待，可不慎哉！

🦋 紫金锭治疫验案 🦋

　　吾乡今春行小儿疫症，初起畏寒发热。寒热止，便烦躁不省人事，后乃面黄如杏，身软如绵线，手撒，口开，眼合，肢厥，僵卧不动，若不治或治不得法，其气便奄奄而绝。自起病至死，不出一日。吾乡死于此症者，不可胜纪。吾医治三儿，均获渐愈。一仇氏子十岁，已面黄昏愦，见其齿干唇燥，舌苔黄垢，两脉俱无，吾思此必伏邪内发，有秽浊，实邪上犯心胸，堵塞清窍，始有此险恶之候。凡人胸中为宗气，最为紧要，故喻嘉言有《宗气论》，语语精当。胸中窒塞，宗气不行，神明无主，百骸俱废，或体软神昏，绝无知觉，或搐搦发狂，不省人事，若邪气久闭，不能自开，或用药不当，无法宣通，由闭而绝，本不出数时。疫症病死之速，职此故也。此病通降为第一着，因用紫金锭磨出，对姜汁灌服。约一时许，脉渐出，眼渐开，面色渐转。为制清热化浊之剂，加酒曲煎出，与服。是夜大便行一次，人事大清，颇为安妥。是晚，伊有亲戚来至本行道者，三更时又与辛温表剂。明早，又与以香燥时丸，乃引伏热入阳明经中，身大热，心烦气急，面赤多言，口渴喜饮，六脉浮洪而数，小便五六时不解，颇有登高而歌，弃衣而走之势，赖吾旧友倪新甫至，为之推拿四五次，果溺通热退而愈（吾幼女病痰喘及吾乡患重症、暴症，经新翁推拿无不立愈，较药尤速，神效可爱）。一系侄女，挹清弟之二女也。症亦同上，以紫金锭和姜汁灌下，半夜始苏，行小便一次，手足躁扰，狂叫不安。第二日，为用清热化滞药加酒曲与服。此日忽厥逆，忽烦扰，各一次。至晚，行大便一次，人始向安。第三日，复小便不通，昏卧不醒，面色青惨，脉微弱欲脱。余曰：虚象也，急煎补中益气丸二两，加滑石二钱，与服。约两时许，溺通，人事渐清，但言背脊骨痛。余曰：阳明经邪未去也。用补中益气丸一两，加葛根一钱半，升麻八分。服下痛止，惟唇舌焦干，苔黄而燥。余曰：阳明虚热在上也。用补中益气丸一两，加麦冬三钱，沙参二钱，五味子五粒，与服。便舌润苔退，人事大安，诸症愈矣。又治许家村一孤子七岁，病情治法均与侄女相同，得获安好无恙。吾因此症访问数家，皆因病前恣食汤圆，入腹未化，复为邪气所冲，填入胸中，致有此候，故方中用酒药丸，以化糯米之积，无不应验也。（《崇实堂医案》）

❀【评议】 从本案记述来看，其病因病机是"此症访问数家，皆因病前恣食汤圆，入腹未化，复为邪气所冲，填入胸中，故有此候"；"此必伏邪内发，有秽浊，实邪上犯心胸，堵塞清窍，始有此险恶之候"。由是观之，当是伏邪兼挟食积为患。对于治疗，认为"通降为第一要法"，方用紫金锭，功能辟秽化浊，通窍醒神，复用酒曲消食化滞，堪称对证之治。小儿疫病，见此等症，未知何疫，值得探讨。

🦎 大头瘟误治濒死得救案 🦎

同治七年三月，余年二十三岁，友人沈云章，嘱余至渠乡定期设诊，余从其请。甫至之日，即有开茶肆之龚某谓余曰：西村有沈妪，年六十八，面生一疔，外科某先生连诊两次，第一日开三刀，第二日开四十刀，昨已辞谢不治，今且待毙，此间诸人，意欲恳先生一尽义务，可邀俯①允否？余曰：可。旋一人曰：今日先生初期，未曾开诊，恐去而沈妪已死，奈何？曰：无妨。昔余先曾祖在田公初至刘河，即愈一已死之奴，设今遽去，或未死也。遂与众俱往，至则亲朋数十人，悉②为之料理后事。察其病，则头大如斗，又敷末药，几乎五官不辨。诊其脉，浮而细数。

---

① 俯：称对方行动的敬辞。
② 悉：全部。

扪其肤，燥而灼热。问诸旁人，则云七日不食，身热无汗，昏不知人。又问前医云何？曰：据称疔疮走黄，昨进犀角地黄汤一剂，费钱一千七百文，服之而无效，症既不治，故为之预备后事也。余曰：盍再费数十文药资，为之一治何如？众曰：苟能挽救，虽千钱亦不惜，况数十文乎？余遂投以普济消毒饮，去升麻、柴胡、连翘、甘草，加荆芥、防风、蝉蜕等味。告以服后身得汗，而面起泡者，便有转机，并嘱洗去敷药。翌①晨果有人来驰报云：汗出泡起，症势已松，先生真神手也，请往复诊。于是改小其制，嘱连服两剂，并在面上刺泡去水，而以染坊之靛青水敷之。又三日，霍然愈矣。(《医案摘奇》)

【评议】 大头瘟误作疔疮施治，致病势益剧，几濒于死。幸傅松元（注：《医案摘奇》作者）认病的当，用普济消毒饮加减以治，使危证得以转机。外敷药靛青，功擅清热解毒，善治时行热毒。内外兼治，药专效宏，遂霍然而愈。

清热凉血解毒治愈烂喉痧案

光绪二十八年，南乡陈家栅金家村疫作，日毙数

---

① 翌（yì）：犹今明的明。

人，河北仅一水之隔，无有也。旬日间，疫延刘镇，其症始发热，如喉风之状，喉痛而红肿，身热如烙，喉即腐烂，烂即满口如疳，喘促气臭，身发丹痧，有延至三四日而死，有一二日即死者。余先治一外科潘守愚，得不死，继治者，即守愚之大姨沈桂山之妇，自守愚家侍疾染毒回家，已身热而咽痛，第二日邀余治。喉肿红痛，白腐如疳，身热不食，言语含糊，脉弦数，因谓之曰：此染潘家疫毒之症。为之用凉解化毒法，牛蒡、石膏、龙胆草、板蓝根、乌梅、芩、连、柏、栀、翘等，加射干、山豆根，一剂，煎送六神丸，喉吹珠黄散，此散即守愚家带来之药也。明日午后复诊，身热亢燥，满口臭腐，如走马疳状，脉洪数，开口仰息，有刻不可延之急。余因其既贫且啬，惜钱如命，乃危辞晓之曰：如守愚不死，全家同庆，如陈家栅金家村死一人，而延及百数十人，真可畏也。今汝病危在顷刻，无惜小费可乎？其家忸怩而应曰：只得从命。方用前法去牛蒡、石膏、板蓝、乌梅，加犀角、大黄、生地、寒水石，一剂，去六神丸，另研明濂珠、西瓜霜各三分，西牛黄、橄榄核炭各一分，冰片三厘，薄荷三叶，合为散，嘱以今晚须时时不断吹喉。明晨邀余复诊，八点钟至，诊其脉微数，身热已退而未解，口舌龈咽喉腭，红腐尽除，可见珠黄之真赝①，其效不效有如此也。后以轻浅之方，化其余邪，又三剂而霍然愈矣。此举其重而急者录之。其年自余一手而治愈数十人，未尝一失，如他人先治，而后属我医者，余若未许其生，亦无一生者。（《医案摘奇》）

【评议】　此案所载烂喉痧，因其疫毒甚重，致疫情蔓延，症势危急，死者众多。本例首诊以凉解化毒汤剂内服，兼吞六神丸，喉吹珠黄散，可谓良法备至。然则药后病情无减，危在顷刻，于是次诊重用清热凉血解毒之品，另研明濂珠、西牛黄等为散频频吹喉，遂获捷效。前后二诊，处方大致相仿，但效果有霄壤之别。医者究其效与不效之因，在于珠黄之真假有异。联系当今临床，处方用药尽管的当，但效果不显，医生常埋怨药材质量不好，这是不无道理的，应引起足够的重视。

连翘败毒饮治愈发颐案

小梅之次媳，初秋忽患项脖肿痛，延医视之，曰：此厥阴瘰疬也。外贴膏药，内服疏肝解郁之剂，五六日来并无功效。其夫似竹延余视之，见其高肿焮

① 赝（yàn）：假的；伪造的。

红，按之坚凝，知非瘰疬。问初发时寒热否？曰：不但寒热，并带头疼，且头目眩掉，时时有汗出。按其脉，两寸浮数。乃曰：此发颐病，并非瘰疬。盖内蕴积热，外伤于风，以致火郁经络，四体不舒，骨节烦痛，若作瘰疬治，失之万里矣。且贴膏敷药，势将破溃，遂至缠绵，愈且无日，急命去其膏，用通草汤洗净，投以连翘败毒饮，越日而痛止，再服而肿消，五日后全清矣。(《醉花窗医案》)

⚫【评议】 发颐与瘰疬病因不同，前者系外感，后者多属内伤。前医误诊误治，毫无寸功。王堉（注：《醉花窗医案》作者）据症诊断为"发颐"，投连翘败毒饮以治。盖是方出自《伤寒全生集》，由连翘、山栀、羌活、元参、薄荷、防风、柴胡、桔梗、升麻、川芎、当归、黄芩、芍药、牛蒡子组成，主治发颐。药证熨帖，故收立竿见影之功效。

阴虚之体而病喉痧治案

左 病前劳乏不寐，少阴之气先伤，阳明疠毒窃发，身热三日，密布丹痧，咽关肿腐哽痛，脘闷形寒，大便欲泄，舌苔黄，脉弦数。唯素体阴气极薄，温邪疠毒阻中，欲达未达，恐化燥昏陷。

真风斛四钱　　赤芍三钱，炒　　薄荷三钱五分，后下　　甘中黄三钱五分　　桑叶三钱五分　　象贝三钱　　朱连翘四钱　　白前三钱五分　　牛蒡三钱，研匀　　莱菔子三钱，炒　　马勃一钱　　赤苓三钱五分　　枇杷叶三钱，去毛筋，包

又方：顷投剂后，面部痧子较显，身热似衰，但喉关肿势不退，舌苔白垢，脘窒腹鸣，脉弦。表分未解，浊阻中焦。姑拟泄肺化痰，以宣透上焦。

原金斛四钱，先煎　　白前三钱五分　　莱菔子三钱，炒　　薄荷三钱五分　　白杏仁三钱　　大腹皮三钱五分　　枇杷叶三钱，去毛筋，包　　象贝四钱　　赤芍三钱　　通草一钱

又方：表热较衰，痧子渐回，喉关白腐也退，而紫肿依然如昨，舌苔边炎绛，脉弦数。邪恋阴伤，治宜兼顾。

真风斛四钱　　银花二钱五分　　赤芍三钱，炒　　细生地四钱，切　　元参四钱，盐水炒　　连翘三钱，辰拌　　大腹皮三钱五分　　辰灯心三分　　桑叶三钱五分　　土贝三钱，去心，杵　　竹卷心三钱　　川通草一钱　　枇杷叶四钱，去毛筋，包　　石决明五钱，煅，先煎　　甘中黄二钱（《曹沧洲医案》）

❀【评议】　阴虚之体复感温邪疫毒而病喉痧，其化热燥尤速，故一、二诊以真风斛滋养阴液，配合宣肺透表、清热解毒之品以祛除邪毒；三诊邪势已衰，阴伤未复，故重用风斛、生地、元参生津养液

以复其阴，仍合清热解毒宣肺利咽之品以清理余邪。前后数诊，滋阴之法一以贯之，既着力调养平素体质，又重视治温宜"刻刻顾护阴液"，深得标本兼顾之奥旨。

喉痧阴伤邪炽治案

左　喉痧时疫，恶候也。当初起之时透不足以达其邪，刻已化火劫阴，阴液受损。舌光红无液，唇燥，脉弦数。喉间红肿渐欲起腐，大便闭，小溲少。邪热疠毒蟠踞肺胃，即防痧缩变幻，未可泛视。

鲜金斛一两，打　紫贝齿一两，生杵，先煎　飞中白三钱五分，包　桑叶三钱　辰连翘三钱　象贝四钱，去心　丹皮三钱　枳壳三钱五分，切　银花三钱　生石决明一两五钱，先煎　竹茹三钱　滑石三钱　金锁匙三钱五分　鲜苇茎一两，去节　枇杷露一两，温服（《曹沧洲医案》）

◉【评议】　舌光红无液，唇燥，阴液消耗已极；喉间红肿起腐，便闭溲少，脉来弦数，邪热疠毒鸱张。当此正虚邪盛之际，扶正乃刻不容缓，祛邪亦急不可待，否则正不胜邪，痧疹回缩，邪毒内陷，势必变幻莫测。视其处方用药，体现了扶正达邪，堪称妥帖。

存阴泄热治愈烂喉痧案

左 烂喉风腐甚大退，红肿尚甚，痧子盈体，脉数。防缩，须透达之。

淡豆豉三钱　前胡三钱五分　芫荽子三钱五分　制蚕三钱　荆芥三钱五分　蝉衣七分　赤芍三钱五分　马勃七分,包　防风三钱五分　牛蒡三钱　土贝四钱

左　第一方（此方乃徐勤安所立，备录阅之。因后来吾师接手）：温热袭郁肺胃，喉关红累密密，右咽起有白点，哽痛，舌黄脉浮数灼热，泛恶胸腹红晕，恐布丹痧。拟方候改。

经霜桑叶三钱　金石斛三钱,切,先煎　橘白一钱朱连翘三钱　薄荷七分,后下　西赤芍三钱　板蓝根三钱鲜芦根一两,去节　白蒺藜三钱,炒,去刺　土贝母三钱,去心　金锁匙一钱　竹茹三钱五分　嫩前胡七分

左　第二方（此方乃曹南生另所立）：温疬痰湿滞交结，枢机阻塞，胸脘不舒，痧点不透，喉关紫肿，稍有腐点不甚，哽痛口燥，少寐恶心，脉郁数不扬。病方鸱张，未敢泛视。同筱岩世伯议方，并请主裁。

薄荷八分,后下　象贝四钱,去心　银花三钱　真郁金三钱五分,磨冲　桑叶三钱　枳壳三钱五分　连翘三钱,辰拌

紫贝齿一两, 生杵, 先煎　枇杷叶三钱, 去毛筋, 包　竹茹三钱　旋覆花三钱五分, 包　白蒺藜三钱, 去刺　鲜芦根一两, 去节　野蔷薇瓣一钱

　　左　第三方（此方乃马筱岩所立）：喉关紫肿如昨, 白点较退, 丹痧透而不畅, 身热入夜尤甚, 干引饮, 舌转绛色, 脉左遏数, 右弦大。有时神情若昧, 邪已化热, 尚见郁蒸, 深恐内犯。方候南兄政定, 并请主裁。

　　薄荷头八分, 后下　鲜沙参八钱　鲜金斛四钱　金果榄三钱五分　朱连翘三钱　霜桑叶三钱　粉丹皮三钱五分　金锁匙一钱　焦山栀三钱　白蒺藜四钱, 炒去刺　象贝三钱, 去心　淡元参三钱　板蓝根三钱　枇杷露四两, 野蔷薇露温服　竹茹三钱五分　鲜芦根一两, 去节

　　左　第四方（此方乃徐勤安所立）：丹痧夹斑渐见透发, 惟热象仍属余炽。舌转光绛起刺, 唇腐且肿, 脉弦数, 且不甚畅。阴虚之体最易劫陷。同勤翁议存阴涤燔法, 候主裁。

　　香犀尖六分, 磨粉冲　桑叶三钱五分　紫贝齿二两, 生杵, 先煎　川贝三钱, 去心　生石膏八钱, 先煎　丹皮三钱五分　真玳瑁四钱, 先煎　象贝三钱, 去心　鲜生地打　鲜金斛先煎　元参四钱, 炒　知母三钱　红山栀四钱, 盐水炒　花粉三钱　鲜芦根二两, 去节　枇杷叶廿片, 去毛, 包煎

银花露一斤，和水煎药

左　第六方（此方乃徐勤安所立，夜开）：喉痧透而渐回，无如邪火燥阴。舌绛碎痛，唇肿起腐，烦躁心慌无绪，痰多带血，目中妄见，脉象极弦极数。恐其痉厥险变。方候筱岩先生政之。

细生地五钱　元参五钱　竹叶三钱　辰连翘心三钱　鲜生地一两，洗打　天竺黄三钱　真玳瑁三钱，先煎　黛蛤散一两，绢包　羚羊角三钱五分，镑，先煎　黑山栀三钱五分　石决明二两，生，先煎　丹皮三钱五分　陈金汁一两，冲　鲜霍斛一两，杵先煎

左　第七方（此方乃徐勤安所立）：时疬烂喉丹痧，今交六日，邪热内炽，扰动肝胆，蒸伤阴气，神躁不寐，心慌自汗，唇焦目赤，舌糜、质紫绛少液，两足酸楚，脉细弦数，痰中带血。肺胃热燔，势属燎原，深恐阴竭厥变之险，同筱岩先生议方。

羚羊角三钱，镑，另煎　原生地五钱　青黛拌天冬三钱　元参心盐水焙辰砂拌，五钱　鲜霍斛一两，敲，先煎　鲜生地一两　苍龙齿一两，生，先煎　小川贝三钱，去心敲　鲜沙参一两　小川连四分，重盐水拌炒透　辰连翘心三钱　竹卷心四十支　真玳瑁四钱，先煎　女贞子三钱　生石决明二两，先煎　鲜竹沥一两，冲入　鲜芦根二两，去节　辰拌灯心一钱　夜交藤一两，三味煎汤代水

左　第八方（此方乃沈筱山所立）：丹痧面部已回，胸次依然统片，神识恍惚，微夜不寐，目赤唇燥，手指抽搐。舌绛糙而起刺，脉弦数。阴气大伤，深恐痉厥。同智涵老伯议方。候前诊诸法家正之。

羚羊角三钱，另煎　鲜竹沥一两，冲　朱连翘三钱　朱茯神六钱　细生地一两　鲜沙参五钱，杵　元参五钱　知母三钱　石决明一两半，先煎　濂珠粉四分　鲜竹沥二两，调温先服。

左　第九方（吾师方也。何以来此迟乎？病家之不早请耳）：阴涸于下，火炎于上，邪毒痰热又从而扰之。脉左细数、右带滑数，舌红而紫，目不交睫，语不停声，唇焦口烂。火状不一而作，势危矣。勉力图维，以希天佑吉人，候同诊诸高明再酌。

元武版七钱，水炙，先煎　元参五钱　连心麦冬三钱　大生地水浸研如泥绞汁冲入药罐，稍煎，二两　知母四钱　熟石膏粉四钱，绢包　鲜霍斛一两，打如泥　朱连翘三钱　石决明一两，盐水炒，先煎　西洋参三钱，生切　朱茯神六钱　川贝母三钱，去心勿研　上濂珠三分　陈金汁一两　鲜竹沥二两，三味调化温服

左　第十方（吾师方）：阴涸火炎，危殆已极。昨日几几沉脱，今得脉状，尚能如昨，症情似有一线生机。然舌津不复，浮火不敛，变幻易如反掌。姑再

勉力图之。候筱翁诸高明政之。

老山人参七分，另煎　鲜竹沥一两，二味温服　鲜霍斛一两，打　川贝母三钱，去心　知母三钱　原生地一两，水浸研如泥绞汁，稍煎　朱茯神五钱　石决明一两，生煅各半，先煎　地骨皮三钱

左　第十一方（吾师方）：气阴略立定，邪火又复上炎。脉左细数较滑大，舌干绛密刺，唇燥裂起腐。虽能得寐，神清。而正不敌邪，水不济火，仍防猝起变端，不敢以小效为恃，同筱翁政之诸高明。

老山人参七分，另煎　鲜竹沥一两半　陈金汁二两，三味炖温另服　石膏五钱，生敲，先煎　石决明一两，生煅，先煎　大竹叶三钱　知母三钱　鲜霍斛一两，打　甘中黄一钱　朱连翘三钱　原生地一两，水浸研如泥绞汁冲入。

左　第十二方（吾师方）：痧后阴液内乏，火毒不泄，流走阳明络分，两手腕红肿热痛，手指抽掣不定。舌干前半少苔多刺，脉细数。极易节外生枝，不敢以小效为恃。候筱翁政之。

吉林参七分，另煎与竹沥和服　鲜生地一两，打　忍冬藤六钱　羚羊角二钱，先煎　原生地一两，水浸，研如泥，绞汁冲入　朱连翘三钱　钩勾三钱后下　鲜霍斛一两，打　石决明一两，盐水煅，先煎　鲜竹沥二两，同人参汁另服　白茅根二两，去心

左　第十三方（此方乃沈筱山所立）：痧后余火燥阴，阳明脉络为风阳震动，手指不时抽搐，唇燥舌干，苔中心渐灰，边绛多刺，脉弦数，关节痛。气营皆伤，余火不能速化，仍恐起波。候智涵老伯正之。

吉林人参七分，另煎冲　原生地一两，杵　大竹叶三钱五分　鲜霍斛一两，杵　元参三钱　朱连翘三钱　羚羊角三钱五分，另煎　石决明一两，煅，先煎　嫩桑枝五钱，炒　鲜竹沥一两，冲服

左　第十四方（吾师方）：虚象渐定，余火复烈，两手红肿大痛，舌干燥，脉细数，大便不行。急急救阴泄火，以防反复变迁。候筱翁政之。

老山人参五分，先煎，同竹沥温服　大生地一两，水浸，研如泥，绞汁冲　连翘三钱　生石膏一两，打先煎　鲜霍斛五钱，打　忍冬藤七钱　知母三钱五分　天花粉三钱　土贝四钱，去心　白茅根二两，去心　鲜竹沥二两，冲入参汤　羚羊角三钱五分，另煎

左　第十五方（此方乃沈筱山所立）：近来虽可得寐安谷，气营似可立定，但余火充斥，阳明机关不利，两手腕红肿焮痛，唇燥、舌干，大便秘，脉弦细数。大有变迁，急须存阴泄热。候智涵伯正之。

鲜霍斛一两，杵　羚羊角三钱五分，另煎　知母三钱五分　原生地一两　冬桑叶三钱五分　元参三钱　生鳖甲七

钱，先煎　粉丹皮三钱　忍冬藤五钱　鲜竹沥一两，炖温冲服

左　第十六方（此方乃沈筱山所立）：痧后痰火扰络，激动风阳，肝风大动，口目歪斜，手指震动而神识则时清时蒙，肌肤灼热，大便闭，两腕肿，脉细弦数。痉厥易如反掌。勉拟方候智涵老伯正之。

至宝丹一丸，先以开水磨服　煨天麻一钱　天竺黄三钱　羚羊角三钱五分，另煎　钩勾三钱，后下　陈胆星七分　石决明一两，先煎　橘络三钱五分　广郁金三钱五分，切（《曹沧洲医案》）

❋【评议】　本例乃烂喉痧之重证，究其原因，当归咎于患者素体阴虚，感邪甚重，以致传变迅捷，变证迭出，但病变的重心则在气营，实为气营两燔之证，诚如案中所说"气营皆伤"。试观处方，除前三诊偏重透达外，嗣后因舌转绛色，即改投清气凉营之法，并重用滋阴养液之属，所谓"存阴泄热""救阴泄火"是也。虽经多位医家辗转诊治，贵重药物如吉林参、西洋参、羚羊角、濂珠粉、至宝丹等在所不惜，但病情仍未转机。录之以供备考。

❋ 治疫妙方十首并验案 ❋

清喉解毒汤，此予治四外甥瘟毒喉痹之方也。甥

初患瘟疫喉痹之症，项下肿平唇，紫舌焦而流血涎，四肢干热，手足抽搐，延医用降火推下之剂，以致腹泄而疹毒内归，痰壅气促，昏沉不语矣。请予诊视，见其左尺沉微将绝，遂用此汤服头煎，至夜之四鼓能言而要水吃，遂以凉粳米稀粥食之，饮大半盏，于黎明时　微出凉汗而愈，次日见其头面连上身皮色俱赤退而黧，越十数日，方脱去而见本肉色矣。瘥后服熟地养阴之药数剂，乃大愈。

清喉解毒汤方：

大生地五钱　黄柏一钱五分，盐水炒　元参三钱，盐水炒　石莲肉二钱研　黄连一钱，捣碎　犀角二钱，镑　柴胡二钱　荆芥二钱　黄芩二钱，酒炒　麦冬三钱，去心　栀子二钱，炒　牛蒡子二钱，研　木通二钱　桔梗三钱　甘草一钱五分

引加苇椎子七个，灯心五十寸，煎服。

◉【评议】　此方由增液汤、黄连解毒汤、犀角地黄汤合化而成，功在养阴清热、凉血解毒。因病变部位主要在喉，故加入牛蒡子、桔梗、荆芥、甘草疏风利咽之品。方中犀角现已不用，可用水牛角代替。

救阴止渴汤，此予治七侄婿外感瘟疫口渴烦急之方也。初婿外感春瘟之症，头痛发热，小便赤涩，服疏解之剂，微得汗而头尚觉闷，里热亦未清，忽于五更时心内烦躁，发热大渴，予趋视之，见其坐卧不

宁，神色发急，饮水不多，而水将离口，又要饮，连饮不绝。问其故，乃曰舌干齿燥，口无津液，心中烦躁，苦不可言。及诊其脉，寸关之脉沉数，惟左尺细数将绝，再四详参，口渴出于胃热，而右关并无胃间燥烈之候，因思赵养葵先生《医贯》曾言伤寒邪热入于胃府，消耗津液，故渴，以六味地黄汤大剂服之，则渴立愈。遂放胆用此汤，服一剂，口中少有津液，连服二剂，大生津液而渴顿止，并瘟疫里症，全消而愈。

救阴止渴汤方：

熟地五钱　大生地三钱　知母一钱五分，炒　黄柏一钱五分，酒炒　元参三钱，盐水炒　天冬三钱，去心　麦冬三钱，去心　花粉二钱　丹皮二钱

不加引煎服。

【评议】　症见舌干齿燥、发热大渴、心中烦躁，显系阳明胃腑津液消耗殆尽；左尺（脉）细数将绝，肾水枯涸亦已毕露。故拟救阴止渴汤，取增液汤、知柏地黄汤合化，意在拯救先后两天之阴，兼清邪火，处方用药别出心裁，可供临床参考。

济阴转舌汤，此予治两姨侄外感时疫至九日面惨昏沉牙关紧闭痰壅气促之方也。服头煎而见小便，能认人而出语，服二剂表里热退脉出，痰下气和，思

食，遂饮稀粥，后有二方，约服八剂而愈。

济阴转舌汤方：

大生地三钱　黄柏一钱五分，盐水炒　元参二钱，盐水炒
犀角二钱，镑　黄芩一钱五分，炒　黄连一钱，捣块　麦冬五
钱，去心　栀子一钱五分，炒　丹皮二钱　知母一钱，炒　石
菖蒲一钱五分，九节者　木通一钱五分　猪苓二钱　泽泻一钱
五分　远志一钱五分，去心　板蓝根二钱　甘草一钱

引加竹叶一钱，灯心一子，煎服。

补阴养荣汤，此予治两姨侄之第二方也。连服六
剂。神足气舒，饮食得味，夜间安眠，小便清利，前
症悉退。

补阴养荣汤方：

大生地三钱　辽沙参三钱　麦冬三钱，去心　熟地二
钱　黄柏一钱，盐水炒　元参二钱，盐水炒　归身二钱，酒洗
白芍二钱，酒炒　知母一钱，炒　茯神二钱　远志一钱五分，
去心　炙甘草一钱五分　陈皮二钱　桔梗二钱

引加生姜一小片，大枣二枚，煎服。

益津润燥汤，此予治两姨侄之第三方也。服头煎
而见大便坚硬色黑，服二剂而通利燥矢俱出矣。

益津润燥汤方：

大生地三钱　熟地三钱　麦冬三钱，去心　归身三钱，
酒洗　白芍二钱，炒　花粉二钱　神曲三钱，炒　枳实二钱，

麸炒　酒军二钱　郁李仁二钱,研　大麻仁二钱,研　厚朴一钱五分,姜炒　炙甘草一钱　子芩二钱　栀子二钱,炒

引加淡竹叶一钱,煎出兑元明粉一钱,冲服。

附注:以上三方因述症甚简,评议从略。

养阴益阳汤,此予治一医士子汗后失调之方也。初伊患瘟疫之症,汗下之后,越数日,每于午后头热烦躁,及夜间不得眠而出凉汗,延予诊视,遂用此汤。服二剂热退得眠,服八剂前症悉除而愈。

养阴益阳汤方:

熟地三钱　大生地二钱　当归二钱,酒洗　白芍三钱,酒炒　黄芪二钱,蜜炙　炙甘草二钱　银柴胡一钱五分　知母二钱,炒　青蒿一钱五分　地骨皮二钱　茯神二钱　麦冬三钱,去心　酸枣仁二钱,炒

引加鲜荷叶一块,煎服。

【评议】　午后头热烦躁,夜间寐盗汗,乃疫后气阴两伤,虚阳偏亢,卫表不固,心神不宁使然。故拟养阴益阳汤气阴两补,退热除蒸,实卫固表,宁心安神为治,堪称的当。

解表清里汤,此予治马姓之子表里不清之方也。初伊外感瘟疫多日,表邪未清,传经入里,口干烦躁,神色慌急,服此汤一剂,而见大便,热退而腹痛止,二剂神清,脉静而愈。

解表清里汤方：

柴胡二钱　荆芥二钱　薄荷一钱五分　葛根二钱　花粉三钱　大生地三钱　赤芍二钱　知母一钱五分，炒　石膏四钱　栀子三钱，炒　枳实二钱，麸炒　厚朴一钱五分，姜炒　木通二钱　泽泻一钱五分　甘草一钱五分

引加竹叶一钱，灯心一子①，煎出兑元明粉一钱，冲服。

❀【评议】　表邪未解，传经入里，以致表里俱病。观其组方，以柴胡、荆芥、薄荷、葛根疏解三阳之表邪；白虎、承气以清涤阳明经府之实热；复加花粉、生地滋润被劫之津液；木通、泽泻导邪热从小便而出；赤芍凉血活血。全方熔汗、清、下、渗于一炉，意在给邪以出路，与防风通圣散有异曲同工之妙。

化斑汤，此予治五侄女瘟疫发斑之方也。初侄女外感瘟疫，头疼发热，口渴饮凉，目赤，舌苔白，身上微露斑点，色紫而头面不显。予用透表清里之剂二帖，未愈，遂延余公用升解散兼重用石膏、黄连、犀角之属，二帖而病势转剧。又延文公诸医疗治数日，斑总未透，而发热烦躁益甚，更增耳聋齿燥，舌苔兼黑，干呕恶心，痰壅气凑，自述气截不能上升，此已

---

① 子：小称；细称。这里指剂量小。

至八九日也。是日起更时，予见其烦躁不宁，目昏不能识人，且手足抽搐，内风已作。诊其六脉微细而急，知其绝在旦夕，再四体会，其病症之情形，及已用之药味，一无响应，叹骇之余，偶忆仲景曾立一化斑汤（注：有误，详评议），即白虎汤以粳米易人参，虽未深晓其神妙，而当彼之际，舍是汤而再无可用之剂，遂备此汤，于亥刻令其服下，似稍安，少顷遂眠，至早方醒，斑点全消，痰涎下降，气能上升，然肌热口渴，目赤仍具，又疏一柴葛解肌汤加党参数味服之，至晚少得凉汗，由此前症虽除，惟日逐昏睡如痴，予知其前经邪火燔炽，销铄阴液，并过服黄连、石菖蒲、石膏、犀角之属，泻损心气，遂用益阴育神之剂，数帖而愈。

化斑汤方：

人参七分　知母一钱五分，炒　石膏二钱　甘草一钱

不加引煎服。是汤服一帖，痰下气畅而得命。

第二方：柴胡一钱五分　葛根一钱五分　薄荷一钱花粉二钱　竹茹二钱　党参二钱　沙参三钱　知母一钱，炒元参二钱，盐水炒　麦冬三钱，去心　甘草一钱

引加淡竹叶八分，煎服。是汤服一帖而少得凉汗，热退渴止，前症悉除。

第三方：大生地三钱　黄柏七分，酒炒　北五味五分，

炒　麦冬二钱，去心　茯神二钱　酸枣仁二钱，炒　远志一钱五分，去心　沙参三钱　当归二钱，酒洗　白芍二钱，酒炒　炙甘草一钱五分

　　引加荷叶蒂三个，煎服。是汤服三帖神清，起坐，思饮食而愈。

　　❂【评议】　斑属阳明居多，本例种种见症，分析其病机病位，重心在于阳明热炽，血热妄行，实为气营两燔征象，故治法当以清气凉营为主。按理宜用《温病条辨》化斑汤（石膏、知母、玄参、犀角、粳米、甘草），该方功能清热凉血，滋阴解毒，主治温病（含温疫）发斑，高热口渴，神昏谵语等症，与本例症候颇相吻合。但案中称"化斑汤"出自仲景，且其处方实为白虎加人参汤去粳米，是作者记忆之误，抑或其他原因，不得而知。嗣后二方，于清热养阴之中参以生脉饮，以其气阴两伤，心力已衰故耳。

　　加味桂枝汤，此予治陶公小女瘟疫清解后蒸热之方也。初女外感瘟疫，医治服药病瘥，后神清脉静，二便通利，一无头疼口渴之症，惟不时发热，蒸蒸汗出不止，嗜卧懒动，延予诊视。知其为病后余邪客于募原之症，遂疏是方，服一帖热退汗少止，二帖而愈矣。

加味桂枝汤方：

桂枝一钱　白芍二钱，微炒　知母一钱，炒　黄芩一钱，炒　薄荷五分　甘草八分

引加生姜一小片，大枣二枚，煎服。

🔅【评议】　疫病瘥后，不时发热，蒸蒸汗出不止，嗜卧懒动，一派病后营卫不和，余邪未净之象，故方用桂枝汤调和营卫，复加知母、黄芩、薄荷清泄余热。至于案中所云："病后余邪客于募原之症"，如此定位，似欠贴切，读者不可拘执。

育阴解蒸汤，此予治侍卫处海公汗后晚间发热夜间出汗之方也。初伊外感瘟疫，经医服药清解之后，午后壮热烦躁，而夜间不得眠，既睡汗出不止，发热饮凉，不思饮食，大便滞结，小便黄涩，遂疏是方，服二剂热解汗止，饮食得味而愈。

育阴解蒸汤方：

银柴胡一钱五分　知母一钱五分，炒　地骨皮三钱　麦冬三钱，去心　丹皮二钱　赤苓二钱　泽泻一钱五分　花粉二钱　竹茹二钱　谷芽二钱，炒　甘草一钱

引加荷叶三个，煎服。(《鲁峰医案》)

🔅【评议】　此治阴虚潮热兼夹湿热之妙方也。方中银柴胡、知母、地骨皮、丹皮退热除蒸；麦冬、花粉甘寒养阴；赤苓、泽泻淡渗利湿；竹茹、谷芽和胃消食；

甘草调和诸药。合之共奏滋阴退热、利湿和胃之功。

❀ 逆传心胞证治案 ❀

凌（六八）　温疫自口鼻吸入，由肺叶干于心包络，神识不清，左脉洪大，烦渴，鼾声，胸背间赤疹隐约，温邪郁遏，意有溃烂之形，是水谷之湿热交蒸，蕴于皮膜，蕴湿酿热而成毒，非清非散，热邪无发泄之机，三焦交炽，喉哑继起，舌色如赭。此温疫为化火化燥之因，势防热邪内陷，原属可虑。拟以滋清营分，兼佐泄邪，俾得络热稍清，庶几①转机为幸，未识高明以为然否？

犀角一钱　鲜生地八钱　郁金一钱　牛蒡子三钱　银花一钱　黑元参一钱五分　连翘心二钱　石菖蒲根六分　紫雪丹三分（《也是山人医案》）

❀【评议】　叶天士尝谓："温邪上受，首先犯肺，逆传心包。"患者疫自口鼻吸入，"由肺叶干于心包络"而见神识不清，乃湿热疫毒由肺逆传心包，蒙闭神窍无疑。故方用清营汤合菖蒲郁金汤复加紫雪丹清营凉血，开窍醒神，洵为对证投剂。方中犀角现已不用，可用水牛角代替。

----

① 庶几：也许可以。表示希望。

发斑瘟疫治案

戴（四八）　时疫未经宣透，邪已蕴结阳明，见症烦渴，昏谵不寐，两脉洪数，分明发斑瘟疫，阅方发散伤阳，苦寒损胃，总非腑病所宜。拟凉膈疏斑，请备参末议。

犀角　郁金　嫩元参　牛蒡子　花粉　银花　连翘心　石菖蒲根　紫雪丹一分（《也是山人医案》）

【评议】　叶天士谓："斑从肌肉而出，属胃。"本例症见发斑、烦渴、昏谵、脉来洪数，分明阳明热炽，迫血妄行，邪入心包，神明被遏使然。故药用犀角（现用水牛角代）、元参、银花、牛蒡凉血解毒疏斑；郁金、菖蒲、紫雪丹、连翘心清心开窍醒神。组方严密，选药精当，颇适用温疫发斑，邪陷胞络之重证。

银翘散加减治大头瘟案

南京蒋星阶之如夫人，发热口渴，面目肿痛，上连头顶，症属大头瘟。余诊脉浮弦洪大，此邪热挟浊秽上蒸，津液受劫，急宜泄邪清热解毒。方用陈金汁一两，板蓝根三钱，生甘草五分，银花三钱，连翘三钱，薄荷一钱，牛蒡子钱半，豆豉三钱，天花粉三钱，川贝母三钱，竹叶三钱，马勃五分，芦根二两。连进二剂，汗出热退。再进二剂，头面肿痛皆消而愈。（《孟河费绳甫先生医案》）

● 【评议】《温疫论》谓："大头瘟者，其湿热气蒸伤高颠，必多汗，初憎寒壮热体重，头面肿甚，目不能开，上喘，咽喉不利，舌干口燥。"本例与此对照，颇相吻合。方以银翘散合普济消毒饮化裁，意在辛凉泄邪、清热解毒，确为对证之治，故效如桴鼓。方中金汁功擅清热解毒，因药材不洁，早已废弃不用。又现代有学者认为，大头瘟实包括流行性腮腺炎、颜面丹毒等病症。

妊娠患疫投补泻兼施法而愈案

嘉善西塘镇倪某妇，怀妊八月，忽患时疫，但热不寒，烦躁殊甚。家弟小山适在彼，以鲜地黄、黄芩、知母、丹皮等味治之，热少减而烦渴如旧，胎动不安，妇家顾姓邀山人往诊。脉洪大滑数，病状似与前方颇合，及开窗细视，舌根有微黄色，乃知是阳明里结证，欲用小承气汤。病妇之舅恐妨妊，不敢服。山人曰：胎系于子宫，疫邪受于膜原，不相涉也。如不放心，宗陶氏黄龙法，以人参五分煎汤，送服青麟丸一钱五分，此万妥之策也。药入口，不逾时即下黑柔粪两次而愈。（《重古三何医案》）

⚫【评议】 怀妊八月患疫，且见阳明里结之证，法当攻下逐邪，无奈病家惟恐损伤胎元，医者遵《黄帝内经》"有故无殒，亦无殒也"之训，权宜宗黄龙汤法，补泻兼用，堪称良策。药后即下黑粪，里结通而病愈。考青麟丸，又名清宁丸，由大黄、绿豆、车前草、白术、半夏、香附、黑豆、厚朴、桑叶、麦芽、橘皮、侧柏叶、桃树叶、牛乳等组成。

🌸 时毒发颐验案 🌸

徐考功兄，湖广人，年逾三十，耳面燉肿，寒热拘急，脉浮洪。此时毒证也。齐氏云：时毒者，感四时不正之气所致也。其后发于面、鼻、耳、项、咽喉，赤肿，或结核，令人憎寒壮热，头疼，肢体痛。昧者以为伤寒。五七日间乃能杀人，十日外不治。延余诊。其脉若浮数，邪气在表，当发之；沉实者，邪气在里，当下之。今其脉浮洪，此邪在表也，以荆防败毒散加牛蒡子、玄参，治之渐愈，更以升麻、葛根、连翘、桔梗、川芎、金银花、牛蒡子而平复。又云：宜于鼻内嗅通气散，取十余嚏作效。用嚏药不嚏者，不可治。如嚏有脓血，治之必愈。如左右看病之人，每日用嚏药嚏之，必不传染。(《外科心法》)

【评议】 "时毒"者，指感受时邪疫毒而引起项腮颌颐肿痛的病证，《时病论》称其为"时毒发颐"。本例症见耳面焮肿，系感受时邪疫毒而至"发颐"无疑。因脉未浮数，且有憎寒壮热，头疼体痛等症候，邪在卫表可证。故治用荆防败毒散疏表解毒而病渐愈。

🏵 时毒表里俱实治案 🏵

周举人母，年六十，时仲冬，患时毒，头面耳项，肿赤痛甚，大便闭涩，脉数实，此表里俱实也。饮防风通圣散，一剂，势愈盛。此药力犹浅也。取磁锋击刺患处，出黑血，仍与前药，稍可。再与败毒散加连翘、荆、防，一十余剂而愈。若拘用寒远寒，用热远热，年高畏用硝、黄，投以托里之药，或寻常消毒药治之，鲜不危矣！(《外科心法》)

【评议】 时毒表里俱实，其邪势鸱张可知。此时治疗，理当表里双解，防风通圣散与本证正合。无如实热过甚，病重药轻，故未能奏效。医者合用针刺患处，令出恶血，遂获效验。可见临证应权衡邪之轻重，病之深浅，确定药之轻重缓急，方能取效。

轻可去实法治大头瘟案

时邪秽浊之气，发而为毒，面赤喉肿微痛，耳前后俱肿，即俗所谓大头瘟是也。由时令发泄太过，少阳升腾莫制，上壅清窍为患，用轻以去实法。

连翘二钱　金银花二钱　玄参二钱　马勃八分　苦桔梗二钱　牛蒡子一钱五分　荆芥穗七分　白僵蚕一钱　板蓝根一钱　薄荷五分　甘草一钱　水芦根三钱（《南雅堂医案》）

【评议】　清代医家王孟英指出"重病有轻取之法"，即是说轻药也能愈重病，确是阅历有得之见。试观本案，采用银翘散加减治大头瘟。盖银翘散出《温病条辨》，药以轻灵为主，吴氏谓其为"辛凉平剂"。案中云："轻以去实法"，殆即此意也。

温毒发颐阳证见阴脉案

王氏二十三岁　甲子五月十一日　温毒颊肿，脉伏而象模糊，此谓阳证阴脉耳。面目前后俱肿，其人本有瘰疬，头痛身痛，谵语肢厥，势甚凶危，议普济消毒饮法。

连翘_{一两二钱}　牛蒡子_{八钱}　银花_{两半}　荆芥穗_{四钱}　桔梗_{八钱}　薄荷_{三钱}　人中黄_{四钱}　马勃_{五钱}　元参_{八钱}　板蓝根_{三钱}

共为粗末，分十二包，一时许服一包，芦根汤煎服，肿处敷水仙膏，用水仙花根去芦，捣烂敷之，中留一小口，干则随换，出毒后，敷三黄二香散。

三黄二香散

黄连_{一两}　黄柏_{一两}　生大黄_{一两}　乳香_{五钱}　没药_{五钱}

上为极细末，初用细茶汁调敷，干则易之，继用香油调敷。

十二日　脉促，即于前方内加：

生石膏_{三两}　知母_{八钱}

十三日　即于前方内加：

犀角_{八钱}　黄连_{三钱}　黄芩_{六钱}

十四日　于前方内加：

大黄_{五钱}

十五日　于前方内去大黄，再加：

生石膏_{一两}

十六日　于前方内加：

金汁半茶杯　分次冲入药内服。

十八日　脉出，身壮热，邪机向外也。然其势必凶，当静以镇之，勿事慌张，稍有谵语，即服：

牛黄清心丸一二丸。其汤药仍用前方。

二十日　肿消热退，脉亦静，用复脉汤七帖，全愈。（《吴鞠通医案》）

🌸【评议】　本例系"发颐"重证，类似于现代所说的流行性腮腺炎并发脑膜脑炎。因温毒内陷，阳郁不伸，脉道不利，故见脉伏（阳证阴脉）、肢厥；谵语，乃邪入心胞，神明被扰之象。凭症参脉，诚属"势甚凶危"之证。拟方银翘散、普济消毒饮合化，意在辛凉轻解，清热解毒。妙在肿处敷水仙膏、三黄二香散，使药力直达病所，如此内外兼治，效果益佳。嗣后加用清热解毒之品，并以牛黄清心丸清心开窍，遂获肿消热退脉静之良效。

🌸 代赈普济散治温毒喉痛案 🌸

史　二十二岁　温毒三日，喉痛胀，滴水不下，身热，脉洪数，先以代赈普济散五钱煎汤，去渣，漱口与喉，噙化少时，俟口内有涎，即控吐之。再漱再化再吐，如是者三五时，喉即开，可服药矣。计用代赈普济散二两后，又用五钱一次与服，每日十数次，三日而喉痛止，继以玉女煎五帖，热全退，后用复脉汤七帖收功。

代赈普济散方

主治温毒、喉痹、项肿、发疹、发斑、温痘、牙痛、杨梅疮毒、上焦一切风热、皮毛痱痤等证。如病极重者，昼夜服十二包，至轻者服四包，量病增减。如喉痹滴水不下咽者，噙一大口，仰面浸患处，少时有稀痰吐出，再噙再吐，四五次，喉即开。服药后如大便频数，甚至十数次者，勿畏也，毒尽则愈。如服三五次，大便尚坚结不通者，每包可加酒炒大黄五六分，或一钱。

桔梗十两　牛蒡子八两　黄芩六两，炒　人中黄四两　荆芥穗八两　银花一两　蝉蜕六两　马勃四两　板蓝根四两　薄荷四两　元参十两　大青叶六两　生大黄四两，炒黑　连翘十两，连心　僵蚕六两　射干四两

上为粗末，每包五钱，小儿减半，磁瓶收好，勿出香气。

按此方用东垣普济消毒饮，去直升少阳、阴阳之升麻、柴胡，直走下焦之黄连，合化清气之培赈普济散，大意化清气，降浊气，秽毒自开也。方名代赈者，凶荒之后，必有温疫，凶荒者赈之以谷，温疫者

赈之以药，使贫者病者皆得食赈，故方名代赈也。
（《吴鞠通医案》）

❀【评议】　本案所载代赈普济散，观其组方，其清热解毒作用较之普济消毒饮、银翘散等更强，而且方中板蓝根、大青叶等现代药理证实有较好的抗病毒作用，因此尤适合病毒性传染性疾病的治疗，极具开发前景。

❀ 养阴祛邪治愈瘟毒案 ❀

马　脉数细少神，瘟毒之邪，郁而未散，一身斑疹隐然，症非轻候。

镑犀角　赤芍　豆豉各二钱　葛根一钱　连翘　山栀各钱半　贯众去泥　芦根各一两　大力子生研　滑石各三钱　茅根五钱

第三日方　荆芥　赤芍　牛蒡　元参　小生地　干葛　贯众　芦根

第五日方　左脉微而无神，甚属可虑，右脉数实，十余日不大解，颇有下证。但烦躁不宁，未敢轻下。且以竹叶门冬饮，止其烦乱为第一。

竹心五分　川连五分　麦冬三钱　茯神三钱　鲜生地打汁五钱　犀角一钱半　甘草三分　知母一钱　灯心三尺

第七日方　少阴之为病，但欲寐，躁不得卧者，不治。舌卷或唇焦，不大便，脉微欲绝，用苦辛入肾救逆。

阿胶二钱　川连五分　大生地五钱　鸡子黄三枚　天冬一钱　犀角尖一钱

第二剂症稍减，去犀角，加当归一钱，麻仁炒研三钱，白蜜三匙，调服。

第九日方　焦谷芽　麦冬　茯神　石斛　小生地　阿胶　丹皮　地骨皮

十一日方　大生地五钱　犀角钱半　元参　丹皮　山栀仁　黄芩各一钱　茅根五钱

十三日方　诸症悉退，余热未尽。大原生切片水浸打烂绞汁入煎，五钱　麦冬　谷芽炒　石斛各三钱　川贝　知母　元参各一钱　竹心五分　灯心三尺（《龙砂八家医案》）

●【评议】　本例瘟毒，乃本虚标实之证，其辨证关键在于左脉微而无神，右脉数实。故初中期治法，既重视滋阴养液以扶正，又配合清热解毒以祛邪。迨至后期，邪已深入少阴，出现躁不得卧，舌卷唇焦，脉微欲绝等濒危之证，故急用黄连阿胶汤化裁以"入肾救逆"，症情改善后，续用养阴清热，凉血解毒并施，冀获全功。治病识得先后缓急，用药井然有序，宜其取效也。

温毒发疹得宣透始安案

古越胡某之郎，年方舞象①，忽患热渴咳闭，已半月矣，前医罔效，病势日加沉重。遣人延丰诊治，诣②其寓所，先看服过三方，皆是沙参、麦冬、桑皮、地骨，清金止咳等药。审其得病之时，始则发热咳嗽，今更加之胸闭矣。诊其脉，两寸俱盛，此明系温热之毒，盘踞于上，初失宣气透邪之法，顿使心火内炽，肺金受刑。盖肺主皮毛，恐温毒外聚肤腠而发为疹，遂令解衣阅之，果见淡红隐隐，乘此将发未透之际，恰好轻清透剂以治之，宜以辛凉解表法，去蒌壳，加荷叶、绿豆衣、西河柳叶。服下遂鲜红起粒，再服渐淡渐疏，而热亦减，咳亦平。继以清肃肺金之方，未及一旬，遂全瘥耳。(《时病论》)

🌀【评议】　温毒发疹，在疫病中常可见之。患者初起因前医误投滋阴黏腻之药，以致出现邪遏不通透达，肺气郁闭之征象。雷丰（注：《时病论》作者）据证投以辛凉宣透之剂，乃得疹透热减，咳亦渐平。

---

①　舞象：古代成童所学的一种乐舞。后用作成童的代称。
②　诣：前往；到达。

前贤治疗温病（含温疫）发疹，特别是疹隐未透者，强调透疹为务，以冀邪从外解，此例可见一斑。《时病论》辛凉解表法，由薄荷、蝉蜕、前胡、豆豉、瓜蒌壳、牛蒡子组成，功能清解表邪，一般适用于温病卫分证。

霍乱转筋验案

王芝山兄，暑月霍乱，医以循常治之，不应。予往视时，两目眶陷下，声音不扬，舌淡无苔，身汗自出，手足转筋不已，脉亦无神。此得之劳心，且内复伤于暑而致然也，予以暑气为轻，伏阴为重，且真气内亏，非参莫救。与人参、附子、炮姜、白术、扁豆、茯苓、肉桂、木瓜，此仿大顺、浆水，亦仲景治霍乱例法也。应手而愈。次年复病，将毋同①，亦用向法效。（《赤崖医案》）

● 【评议】"霍乱"，乃挥霍撩乱之意，古人将吐泻重证，以本病名之。本例暑月吐泻，已见目陷、声嘶、转筋、脉弱等症状，显系津液耗竭，阴虚及阳，势成厥脱之候。汪廷元（注：《赤崖医案》作者）熟谙《伤寒论》治霍乱之法，参合后世名方，熔参附、

---

① 将毋同：大概没有什么不同。

理中、大顺、浆水于一炉，意在扶正祛邪，回阳救急，药中病机，是以应手而愈。

🦋 六和汤治霍乱吐泻案 🦋

上吐下泻，陡然而作，憎寒壮热，口渴便赤，脉形虚浮，乃外感暑湿之邪，兼以饮食内伤，脾胃俱受伐克，是以阴阳不和，清浊相干，至成霍乱之证。法以调气和中为主。

藿香三钱　杏仁一钱五分，去皮尖　川朴一钱五分　生甘草一钱　炒白术二钱　人参五分　赤茯苓三钱　缩砂仁一钱五分　炒半夏一钱五分　白扁豆二钱　宣木瓜一钱　生姜两片　大枣两枚　水同煎服。（《南雅堂医案》）

🦋【评议】　本处方系《医方考》六和汤，功能祛暑化湿，健运脾胃，主治夏月饮食不调，湿伤脾胃，霍乱吐泻，倦怠嗜卧，胸膈痞满，与本例病因病机颇合，可谓对症下药。

🦋 霍乱吐泻致厥脱验案 🦋

门人某　于道光辛巳暑夜吐泻，是年时疫大行，凡吐泻霍乱，见脚麻转筋囊缩者，立毙，城乡日以数十计。大率口鼻吸入秽邪，头晕胸闷，心腹猝痛，倾吐注泻，阳脱肢冷，目陷筋挈，身温汗油，顷刻昏厥矣。沿门阖境，病势一辙。用六和汤去白扁豆、白术、杏仁，加薄荷梗、木香、煨姜，半日服二剂，遂定。后加意调摄得安。(《类证治裁》)

🌑【评议】 患者系剧烈吐泻重劫阴液，阳随阴脱而现厥脱之重证，但暑湿之邪仍干扰中宫，胃肠升降失常，故用六和汤加减祛暑化湿，调其升降，妙在用煨姜，功能温中回阳。若肾阳衰微而见厥脱，当用四逆辈回阳救逆。

🌸 热性霍乱验案 🌸

陈妪年已七旬，患霍乱转筋甚危，亟拉孟英救之，已目陷形消，肢冷音飒①，脉伏无溺，口渴汗多，腹痛苔黄，自欲投井。令取西瓜汁先与恣饮，方用白虎加芩、连、黄柏、木瓜、威灵仙，略佐细辛分许为剂，覆杯即安。人皆疑用药太凉，何以径效？孟英曰：凡夏热亢旱之年，入秋多有此病，岂非伏暑使然，况见证如是之炽烈乎？今秋余已治愈多人。询其病前有无影响？或曰：五心烦热者数日矣；或曰：别

---

① 飒 (sà)：衰落。这里指声音低微。

无所苦，惟睹物皆红如火，已而病即陡发。夫端倪如此，更为伏暑之的据焉。（《王氏医案三编》）

❀【评议】 查考古代医家对霍乱的辨别，大体分寒热两大证型，仲景《伤寒论》立理中丸以治，显属寒性霍乱；清·王孟英据当时流行的霍乱症状，将其病因归咎于感受暑湿或伏暑内发，并在其所著《霍乱论》中，创造性地提出"臭毒"病因说，较之前人有很大进步。本例即是按热性霍乱施治而获覆杯即安之效，很值得借鉴。

傅德生 善饮，衣食弗给，时值暑月，吐泻交作，大汗如洗，口渴饮水，四肢厥冷，尚能匍匐来寓求治。余见而骇之，忙与附桂理中丸一两，更与附桂理中汤一剂，俱呕不纳。又托人求诊，见其吐泻汗厥恶症未减，余益骇之。尤可畏者，六脉全无，四肢冰冷，扪之寒彻指骨，顷刻间肌肉大夺，指掌尤甚。急以回阳火焠之，诸逆幸挽，始获斟酌处方，以大剂附子理中汤加益智，又呕而不纳。因思胃者，肾之关也，寒邪直入，舍此大热之药，将安求乎？复悟肾胃之关，一脏一腑，寒邪斩关直入，与少阴肾寒之气，滔天莫制，大热之药，势必拒格。夫理中者，理太阴也，与少阴各别。原仲景治少阴病下利厥逆无脉之症，格药不入者，有反佐通阳之法，用白通加人尿猪胆汁汤，按法煎进，下咽乃受。渐喜脉微续出，阴浊潜消，阳光复辟，九死一生之症，赖以生全。

白通加人尿猪胆汤

葱白　附子　干姜　人尿　猪胆汁（《得心集医案》）

❀【评议】　本例属寒性霍乱，其辨证关键是吐泻伴见六脉全无，四肢厥冷，扪之寒彻指骨。其病机为"寒邪斩关直入，与少阴肾寒之气，滔天莫制"，因病位在下焦而不在中焦，故与理中法未效。后改用白通加人尿猪胆汁汤温补肾阳，并采取"热因寒用"的反佐之法，遂获良效，九死一生之病，赖以生全，若非熟谙经典，辨识老练，断难有此杰构。

🦋 蚕矢汤治愈霍乱案 🦋

丁酉八九月间，杭州盛行霍乱转筋之证，有沈氏妇者，夜深患此，继即音哑厥逆，比晓，其夫皇皇求治。余诊其脉，弦细以涩，两尺如无，口极渴而沾饮即吐不已，足腓坚硬如石，转时痛楚欲绝，乃暑湿内伏，阻塞气机，宣降无权，乱而上逆也。为仿《金匮》鸡矢白散例，而处蚕矢汤一方，令以阴阳水煎成，候凉徐服，此药入口，竟不吐，外以烧酒，令人用力摩擦其转戾坚硬之处，擦及时许，郁热散而筋结始软，再以盐卤浸之，遂不转戾，吐泻渐止，晡时复与前药半剂，夜得安寐，次日但觉困极耳，与致和汤数服而痊。后治相类者多人，悉以是法出入获效，惟误服附子者，最难救疗。（《随息居重订霍乱论》）

❀【评议】 本例霍乱转筋，伴见口极渴、音哑厥逆，脉弦细以涩，两尺如无，王氏（注：《随息居重订霍乱论》作者王孟英）对其病因病机，认为是"暑湿内伏，阻塞气机，宣降无权，乱而上逆也。"其厥逆是阳郁不伸，不达于肢体所致，当属"热厥"（阳厥）而非寒厥也；脉涩，两尺如无系气机阻塞，脉道不利使然，类似于《温疫论》所述的"脉厥"。蚕矢汤由蚕沙、薏苡仁、豆卷、木瓜、黄连、制半夏、黄芩、通草、栀子、吴茱萸组成，功能分清别浊，清热利湿，舒筋通脉，是王氏治疗霍乱的主方之一。

❀ 黄芩定乱汤治霍乱案 ❀

五月初三日，余抵上洋，霍乱转筋，已流行成疫，主镇海周君采山家，不谒①一客，藉以藏拙，且杜酬应之劳也。初八日，绍武近族稼书家，有南浔二

---

① 谒（yè）：请见；进见。

客，同患此证。一韩姓，须臾而死。一纪运翔，年十七，势亦垂危。采山强拉余往视，曰：岂可见死而不救哉？然已手面皆黑，目陷睛窜，厥逆音嘶，脉伏无溺，舌紫苔腻，大渴汗淋，神情瞀①乱，危象毕呈。时未交芒种，暑湿之令未行，仍是冬寒内伏，春令过冷，入夏犹凉，气机郁遏不宣，故欲变温病者，皆转为此证，与伏暑为患者，殊途同归，但不腹痛耳。以寒邪化热，究与暑湿较异也。亟令刺曲池、委中，出血如墨，方以黄芩为君，臣以栀、豉、连、茹、苡、半，佐以蚕矢、芦根、丝瓜络，少加吴萸为使，阴阳水煎，候温徐徐服之，遂不吐。次日脉稍起，又两剂，黑色稍淡，肘膝稍和，反加睛赤烦躁，是伏邪将从外泄也。去吴萸、蚕矢，加连翘、益母草、滑石，而斑发遍身，苔始渐化，肢温得寐，小溲亦行，随与清搜化毒之药多剂而痊。采山因嘱余详述病因治法，刊印传布，名其方曰黄芩定乱汤。嗣治多人，悉以此法增损获效。如利泰一洞庭史客，素吸洋烟而患此证，与此方数帖后，反便秘目赤，渴汗昏狂，亦是久伏之邪，渐欲外越也。予竹叶石膏汤加减而瘳。其湿盛者，加茵陈、滑石；气实者，加枳、桔；饮阻食滞

---

① 瞀（mào）：心绪紊乱。

者，加厚朴、芦菔；肝郁气结者，加紫苏、楝实；口渴用茅根汤，或藕汁频灌。活法在人，不能缕述。绍武在屠甸市，得余此方，劝人合药施送，几及千料云。(《随息居重订霍乱论》)

◎【评议】 黄芩定乱汤出王孟英《随息居重订霍乱论·药方篇》，是王孟英治疗热霍乱的经验方之一。主治温病转为霍乱，腹不痛而肢冷脉伏，或肢不冷而口渴苔黄，小水不行，神情烦躁。其组方：黄芩酒炒 焦栀子 香豉炒各一钱五分 原蚕沙三钱 制半夏 橘红盐水炒各一钱 蒲公英四钱 鲜竹茹二钱 川连姜汁炒，六分 陈吴萸泡淡，一分。阴阳水二盏，煎一盏，候温徐服。转筋者，加生苡仁八钱，丝瓜络三钱；溺行者，用木瓜三钱；湿盛者，加连翘、茵陈各三钱。

王孟英所处时代，霍乱已从国外传入我国，曾引起多次流行。王氏对本病提出了"臭毒"的病因观，并认为病性大多属热，积累了丰富的防治经验。本方即是王氏治疗霍乱的经验方之一。从其组方来看，是以清热解毒，升清降浊，调和胃肠为主，其中用"原蚕沙"一药，是取法《黄帝内经》鸡矢醴之意。盖原蚕沙功能祛风除湿，活血定痛，善化湿热，一般多用于风湿痹证，王氏用治霍乱，堪称匠心独运，别具一格。《随息居重订霍乱论》中"蚕矢汤"（蚕沙、苡仁、大豆黄卷、木瓜、川连、制半夏、黄芩、通草、焦栀、吴萸）治霍乱转筋，肢冷腹痛，口渴烦躁，目陷脉伏，时行急证；"解毒活血汤"（连翘、丝瓜络、紫菜、菖蒲、川连、蚕沙、地丁、益母草、苡仁、银花）治湿暑痧邪深入营分，转筋吐下，肢厥汗多，脉伏溺无，口渴腹痛，面黑目陷，势极可危之证，均是以蚕沙为主要药物。此等方、此等药，颇有新意，很值得深入研究。

蚕矢汤合解毒活血汤治热霍乱案

癸未六月，天时酷热，余侨寓海上，房屋逼窄，荆人①拘守楼头，多受暑热，晚间天台纳凉，饱受风露，素体腠理紧密，从无点汗。初九日忽患水泻，自早至晚，已十数次，畏药而不我告。至戌刻，陡觉心腹烦搅，上吐下泻，身冷如冰，汗出如雨，额间更多，发为之洗，顷刻声瘖腮缩，目陷睛圆，足跗筋紫，手心泛红，指起皱纹，左手罗心尽陷，气火上升，两耳聋闭，两足转筋，右足更甚，身冷而自觉甚热，不许住扇，脉象由小而微，至于沉伏，舌苔薄白

_____
① 荆人：对己妻的谦称。

满布，紧贴不浮。初进人参、芩、连、良姜、附片，服之呕而不受；继进胃苓汤，口稍渴而小便见；再进人参、石膏、知母、粳米、竹叶、加姜、附，吐渐止而口渴，舌苔变黄，尚未浮起，再进而呕吐止，黄苔浮而渴甚，脉象惟呕吐时觉其一露，旋即沉伏。至初十日午后，脉象乃起。因参王氏蚕矢、解毒两方，用蚕沙、苡仁、吴萸、川连、地丁、益母、银花、连乔、香豉、黑栀、通草、丝瓜络、菖蒲，两剂而平。十一日口渴已止，小便尚少，口泛清涎，乃改用温胆加杏仁、川朴、淡芩、柴胡、碧玉散。至晚小便已通，乃进稀粥，十二日前方减枳朴，加洋参、石斛、扁豆进之。十三日舌苔腻浊已退，黄色较淡，不欲饮水，仍服十一日方半剂，因其倦怠特甚，再进独参汤加豆蔻、煨姜，诸症悉平。自此多进参汤，调理数日，十七日已能下楼矣。是症也，余见其危险之象，无可措手，初投连、附，继进胃苓，病势正盛，随服随吐。既而思之，乱者乱也。人身不过阴阳，阴阳相郁，错乱于中，中宫升降之机尽窒矣。余向谓霍乱有汗为虚症，无汗为闭症。今则汗出淋漓，头额更甚，明明气火上飞，不得下降，清窍尽闭，火既刑金，又克胃土，此乃火发之汗，非虚寒之微汗也。观其畏热，开窗不能停扇，其理可知。故用人参白虎以救肺胃。然身冷脉沉，两足转筋，火上飞而下寒，下寒而木郁矣。所谓乱者，原因火不下降，水不上升，阴阳相背，而乱于中也。欲温下寒，必以干姜温脾，附子暖肾，肝木生于水，而栽于土，木得土燥而水温，顺其上升之性，转筋可免。火必就燥，上飞之火，亦因水温土燥而可就矣。药进后，苔黄口渴，《金匮》云：呕吐渴甚，其呕必止。因肺胃液伤故也。故用轻清宣解之法，而以萸、连、栀、豉交通水火，以司升降之机；地丁、益母凉营；银花、连翘清肺；蚕沙、苡仁降浊升清；通草、丝瓜络、菖蒲通络利窍。无非轻可去实之义。盖大乱初定，一进重药，则偏倚立见，既现口泛清涎，知湿邪未清，必以和中渗湿，为调理之治。余至此，愈信霍乱一症，竟无成法可拘，必得验表里，察虚实，辨燥湿，别阴阳，洞明症情，用药无一味虚设，庶几投无不效也。(《吴东旸锡医案》)

● 【评议】　霍乱有寒、热之分，本例当属热性霍乱。治疗采用王孟英《随息居重订霍乱论》两个经验方化裁，其一是蚕矢汤（见上列沈氏妇案评议），其二是解毒活血汤（连翘、丝瓜络、淡紫菜、石菖蒲、川连吴萸水炒、原蚕沙、地丁、益母草、生苡仁、银花），二剂吐泻即平。案云："霍乱一症，竟无成法可拘，必得验表里，察虚实，辨燥湿，别阴阳，洞明症情，用药无一味虚设，庶几投无不效也。"确是道出了辨证论治之真谛，治霍乱如斯，他病何况不如斯也。

阴寒霍乱热补而瘥案

施秉罗某之父，大耋①高年，素来矍铄，忽于孟秋之初，霍乱吐泻，肢痛肢凉。差大来请丰诊。其脉迟细，神识模糊。曰：此中阴寒之证也。急以挽正回阳法治之，至日晡腹痛益甚，汗出淋漓，逆冷益深，倏②然昏倒，大众惊慌，复来邀诊。诊得六脉全无，不语如尸，呼吸微绝。思丹溪有云：仓卒中寒，病发而暴，难分经络，温补自解。忽记其家有真参宝藏，速取一钱，合野山高丽参五钱，淡附片四钱，浓煎渗下，次煎继之，约一时许，忽长叹一声，渐有呼吸，五更时分，身体稍温。次日清晨，又邀复诊，按其脉象，沉细如丝，舌淡无荣，苔白而润，四肢转暖，人事亦清，吐泻腹痛金减，今当温补脾阳，兼养心营，仍用二参、附片，加入姜炭：芪、甘、归、神、柏、枣，服下又中病机，一候遂全瘥矣。(《时病论》)

① 耋（dié）：七十曰耋。
② 倏（shū）：原意为犬疾行。引申为疾速、忽然。

231

❀【评议】 吐泻而伴见肢冷、脉迟细，乃至全无、汗出淋漓、神识不清、呼吸欲绝，其阳虚厥脱明矣，故方用参附汤回阳救逆，实为不二法门，故药后肢温神清，吐泻金减，调治一候，遂获全愈。中医治疗急症，古来良法多多，亟待深入继承与发扬。

❀ 温补脾肾治愈阴寒吐泻案 ❀

友人某，年五十余，偶于夏日纳凉，夜坐至亥刻，腹中忽然作痛，上吐下泻，小便自遗，须臾不省人事，赶余往视。诊其六脉沉细兼迟，四肢厥冷，两目紧闭，气息奄奄。先已延有一医，拟用藿香正气散。余告之曰：所现各症，概系阴霾用事，须防脾肾之气暴脱。况夏日伏阴在内，最多此病，若服藿香正气散，耗其元气，必致不救。夫正气散，乃治外感四时不正之气，非治夏日阴症之方。余即用附子理中汤大剂以回脾肾之阳，令其浓煎频服，一剂而苏，二剂即能起坐，但云胸中爽快，惟两足怕冷，是肾无火，随用真武汤两剂全愈。后读陈修园《时方歌括》，藿香正气散方后载有医生郑培斋，夏日患吐泻阴症，自服藿香正气散二剂，以致元气脱散，大汗大喘而殁，可不戒哉！（《温氏医案》）

❀【评议】 藿香正气散治疗外感暑湿吐泻恒多取效，本例因伏阴在内，脾肾阳伤，以致吐泻卒发，伴见六脉沉细兼迟，四肢厥冷，气息奄奄，阳气暴脱堪忧。此因此证，自然不宜服藿香正气散，否则会招致元气脱散，大汗大喘而殁，案中所录郑培斋案，当引以为戒。惟用温补脾肾之阳，方可拯救厥脱，附子理中汤、真武汤，与病正合，是以霍然取效。

❀ 霍乱治验七案 ❀

丙戌秋，定海霍乱盛行，有用雷公散纳脐灸者，百有一活。鲍姓妇年三十许，亦患是症，泻五六次，即目眶陷而大肉脱，大渴索饮，频饮频吐，烦躁反覆，肢厥脉伏，舌苔微白而燥，舌尖有小红点，余曰：此暑秽之邪，伏于募原，乃霍乱之热者，勿误作寒治，而灸以雷公散等药也。盖暑秽之邪，从口鼻吸受，直趋中道，伏于募原，脏腑经络皆为壅塞，故上下格拒，而上吐下泻，如分两截，此即吴又可所云疫毒伏于募原也。夫募原乃人身之脂膜，内近胃腑，外通经脉，热毒之邪，壅塞于里，则外之经络血脉皆为凝塞，故肢冷脉伏，内真热而外假寒也。当先用针按八法流注之刺法，以开其外之关窍，其头面之印堂、人中，手弯之曲池，脚弯之委中，及十指少商、商阳、中冲、少冲，皆刺出血，以宣泄其毒，服以芳香通神利窍之汤丸，方用黄连、黄芩、藿香、郁金、石菖蒲、花粉、竹茹、陈皮、枳实、木瓜、木香汁、蚕矢等，调服紫雪丹，一剂而吐泻止，肢和脉起，诸恙皆安。

又丁姓妪患是症，脉濡数虚大，以藿香、芩、连、半夏、竹茹、木瓜、陈皮、薏苡、滑石为剂，此乃暑邪挟湿，而脉未伏，肢未厥，故治法略有区别耳。

又项姓子年十二，脉伏肢冷，舌白不渴，目直神昏。此内伏暑邪，外感寒凉，而本元又虚。若骤用芳香开达，必至元气暴脱，乃参、附、茯苓、白芍、藿香、冬术、九制倭硫黄、木瓜等，先为扶脾固元，吐泻果止，而肢温脉起。次日舌旁及尖现红点，目赤口渴，此元阳已复，外寒去而内热乃现，改用知母、石膏、竹叶、花粉、木瓜、藿香、郁金、陈皮、银花、滑石等，服两剂而脉象渐和。惟觉惫甚，而胃少纳食，乃余热未清，胃络不和，以轻清之剂清养胃阴，如西洋参、石斛、竹茹、荷叶、麦冬、茯苓、生扁豆、西瓜皮、乌梅、山栀、木瓜、绿豆衣等，出入为方，调理数剂而愈。

又一妇，舌苔灰滑，肢冷脉伏，面色青惨，口不渴饮，身亦安静，此真太阴中寒，用附子理中汤，加藿香、半夏、陈皮，一剂而愈。

又一人，腹痛如绞，上吐下泻，面目俱赤，舌苔老黄，舌尖赤而起刺，肢冷脉伏，烦躁如狂，饮不解渴，吐泻之物，酸臭不可近。此暑秽之毒，深入于里，仿凉膈散法加石膏、银花，化其在里之暑毒，一剂而吐泻定，舌苔转为鲜赤，略带紫色，脉出洪大。此为热转血分，以竹叶石膏汤加细生地、丹皮、银花、山栀，一剂而愈。此等症不概见，必须审症明确，方可用之，一或稍误，祸不旋踵。

又一妇转筋四肢厥冷，筋抽则足肚坚硬，痛苦欲绝，诊之浮中二部无脉，重按至骨，细如蛛丝。然其往来之势，坚劲搏指，先以三棱针刺委中出血，血黑不流，用力挤之，血出甚少。再针昆仑、承山，针刺毕，腿筋觉松，再用食盐艾绒炒热，用布包裹，熨摩委中及足肚上下。方用三棱、莪术、归须、红花、桃仁、僵蚕、山甲、地龙、牛膝、薏苡、木瓜，服下一时许，筋乃不抽，而吐泻亦止，次日改用丝瓜络、莱菔子、桃仁、竹茹、薏苡、滑石、蚕沙、木瓜、刺蒺藜、山栀皮等清暑湿而宣通脉络，后以西洋参、麦冬、石斛、橘皮、竹茹、薏苡、丝瓜络、茯苓等出入加减，调理旬余始痊。

又一农夫史姓，年四十许，偶入城患干霍乱，腹痛如绞，不吐不泻，倒地欲绝，四肢厥冷而脉伏，与立生二服不效，又急制独胜散，用热酒冲服，仍不效。唇面青惨，鼻尖寒冷，痛益剧，其势甚危，不得已与《外台》走马汤，巴豆霜用五分，服下半时许，腹中大鸣而大便乃下，臭秽难闻，痛乃稍缓。扶至城内亲戚家将息，次日竟能缓行归家矣。(《一得集》)

🌑【评议】 以上7例霍乱患者，大多系感受暑秽之邪而起，因其症候各异，病情轻重有别，故立法处方遣药亦有不同。尤其是症重者，采取针灸和药物并施，有相得益彰之效。又古人有"干霍乱"之名，与通常上吐下泻之霍乱有别，临床须注意鉴别。

祛暑消滞寻常品味治霍乱案

(治霍乱) 因拟就一方，用扁豆四钱，焦曲三钱，陈皮二钱，枳壳、郁金各一钱五分，块滑石五钱，生草一钱。以方中重用扁豆、神曲，故称之曰扁鹊神方。戊子年，吾里霍乱极重，以是方传与亲友，凡有将吐将泻，或吐泻初起者，及早服之，颇效。十月初，至城南前横镇，有谈行村姓谈名蒙显者，一家止夫妇子三人，早起，同时吐泻，其邻人代觅痧药。与余遇诸途，询知其故，以是药三服与之。傍晚，其夫愈，妻与子病如故。余又以是药两服与之，夜半均愈。乙未六月，余在上海，其时霍乱颇盛，苏友俞梦池索是方，寄归其乡，据云是药甚效，盖扁豆、甘草、滑石，理脾胃而消暑湿，神曲、陈皮、枳壳、郁金，消积滞而利气机，上下既通，清浊自分，则中宫之撩乱可定。药性平和，当与六和等汤，并行不悖，较诸时传丹方，实为稳便。丹方药味，峻烈而偏，用之得当，顷生人，用之不当，亦顷刻杀人。不如此方，有利无弊，且品味寻常，价值亦廉，无论穷乡僻壤，不难预置以备不虞。倘有欲吐欲泻者，即与一服煎饮，重者可轻，轻者即愈。若服之太迟，则不效矣。所谓救患于已然者难为力，防患于未然者易为功也。至于病之险且危者，又非此药所能疗，须速请高明治之，慎弗因循而自误。

【评议】 古称"霍乱"，是指突然大吐大泻的病症，所谓"挥霍之间，便致撩乱"是也。在真性霍乱尚未传入以前，多指西医学所说的急性肠胃炎一类疾病。究其病因，多因感受寒湿、暑热，或饮食生冷不洁所致。若属真性霍乱，当归咎于感染疫疠之气。案中所立处方，功能祛暑利湿，消食化滞，调和肠胃，对吐泻初起，或症状较轻者，颇为适用，可与六和汤比美，故称"扁鹊神方"。基于本病变化迅速，危证蜂起，若"病之险且危者，又非此药所能疗"，当寻求他法以治。

甘蔗汁频饮愈霍乱脱液案

仆于光绪壬寅正月病春温，绵延三月，始进糜粥。至四月间吾锡时疫盛行，沿门合境，死亡者踵相接，仆亦传染疫症，吐泻暴作，指螺皆瘪，目眶黑陷，声嘶呃逆，烦躁筋转，险象叠生。群医束手，危在俄顷，衣衾棺木齐备，咸谓生机绝望矣。当一息奄奄时，向家慈索饮甘蔗汁少许，服后心烦撩乱稍定，吐泻呃逆肢冷如故，一昼夜再连饮数十碗，呕任其呕，服还自服，而呃逆吐泻心烦撩乱顿止，病势爽然若失。仆嗣后追思疗病之由，从阳明温病后，胃液煎涸，重犯吐泻，胃之津液能有几何？本草载甘蔗甘寒，助胃除热，润燥止渴，并治哕恶。大凡霍乱症属热者，一经吐泻，胃液不存，肝木风翔则激浪上涌，所以呕吐不止，抽筋不休。而蔗汁既能清热润燥，味甘更可安胃，并能缓肝，而是病之得愈者，其理在是矣。若患湿霍乱症，中焦痞满者，饮之反致不可救。

附志于此，以资同人研究。(《医验随笔》)

⚙【评议】 霍乱吐泻致津液暴脱，遂令指螺皆瘪，目眶黑陷，烦躁转筋，从西医学观点来看，系重度脱水和电解质紊乱现象。本例病情如斯，采用甘蔗汁频频饮后，乃得病势爽然若失。按中医理论，实归功于甘寒生津液之效；如按西医观点，良起到补液作用，与现代静脉滴注葡萄糖盐水，有异曲同工之妙，当然作用快慢自有不同。

🌸 霍乱审因论治案 🌸

同治七年之夏，余初行医，一日至何家桥西，连诊黄、龚、何、陆四人之霍乱。黄姓则腹痛四逆，转筋脉伏，舌青如水牛，此中寒之霍乱也。用四逆汤加肉桂、青葱、枳实、厚朴治之；龚姓则腹痛吐泻身热，脉弦舌垢，此食滞受凉，表里俱病。用枳实导滞加香薷、藿香、苏叶、防风治之；何姓因劳动之后，外则露卧受寒，内则饮酒伤中，以致吐泻神困，头旋目花，身凉脉微。用真武汤加煨葛、厚朴、赤苓、滑石治之；陆姓则身热舌黄，恶风头晕，恶心吐泻，此伤暑之霍乱。用十味香薷饮去白术、甘草，加黄连、半夏治之，均一服而愈。此皆霍乱之轻者也。(《医案

摘奇》）

🔹【评议】 "辨证求因，审因论治"，这是中医治病的基本原则。案中所述四例霍乱，其病因有中寒、食滞、外受寒内伤食和伤暑之不同，故治法各有异趣，均收佳效。"同病异治"，此之谓也。

🦁 灸法治霍乱坏证案 🦁

六里桥东有钱凤者，其老宅上有侄阿大，家中男妇四口，十日之内，因霍乱吐泻死其三，仅存一七岁童，又患霍乱，戚友畏传染，皆不敢至其门。钱凤曰：此儿再死，一门绝矣，乃力邀余往诊。至则草屋一椽，阒①然无人，一童卧门板上，一雇工人立门外，遥视之不敢近也。惟钱凤伴余入门，见其形肉已脱，不动不语，询知两日内吐下各十数次，余持其脉而诊之，才一握手，即角弓反张，浑身牵强，六脉尽伏。钱凤长叹曰：又不救矣。余曰：脉伏神昏，是霍乱之坏症；角弓反张而作痉，是伤寒之坏症；口目牵动，四肢战栗，是肝风内动之坏症。三者萃于一身，殊难着手，姑妄试之。遂取蓬绳条之叶，揉使如绵，摘取豆大一炷，按期门穴上，以火焠之，烟尽后，视其背

① 阒（qù）：寂静；空。

渐平下，即再以艾绒，按其气海上，连灸三壮，灸毕，持其脉，手已略温，脉搏渐显，口目之动亦渐止，知其已有转机，乃为书附子、炮姜、黄连、枳实、厚朴、半夏、桂枝、防风、蝎尾、白芍一方，嘱浓煎饮之。明日来邀复诊，至则钱凤道谢不已，谓吐泻灸后即止，今已能食粥半碗矣。余诊其脉，虚弱无力，形瘦力困，只须和胃调治。后知钱凤乃送伊姑母家，善为抚养而安。(《医案摘奇》)

🏵【评议】　本案给人最大的启示是，灸法在救治危重证上的重要作用，尤其是艾灸气海、关元等穴，对于挽救厥脱之证更有效验，这在《扁鹊心书》(宋·窦材撰) 中多有记述。本例集三种坏证于一身，堪称霍乱至重患者，经灸法治疗，收到了拯危疾于顷刻之效，值得效法。

🏵 芳香辟秽法治愈秋令吐泻案 🏵

徽州程君瑞芝，壬辰秋，患霍乱吐泻，腹痛肢冷，苔白不渴，诊脉沉迟，寒霍乱症也。秽浊内伏，兼受寒湿，淆乱清浊，升降失常。倘用寒凉遏抑，中阳更伤，秽浊蟠踞于中，正气散失于外，变端甚速；非芳香解秽，燥湿散寒，终难补救。遂用藿香梗一钱，苏梗一钱，荆芥一钱，陈皮一钱，茅术一钱，厚朴一钱，甘草八分，茯苓二钱，蚕沙三钱，大腹皮钱半，制半夏钱半。一剂而愈。（《孟河费绳甫先生医案》）

❀【评议】 秽浊内伏，兼受寒湿，淆乱清浊，升降失常而成霍乱，芳香解秽，燥湿散寒，自属对证之治，方用藿香正气散化裁，亦切中肯綮，故一剂而瘳。联系现代临床，夏秋季节急性胃肠炎，中医辨证暑湿外感、内伤生冷者，用藿香正气散每多取效。

❀ 效黄芩定乱汤愈热霍乱案 ❀

郭君清溪，霍乱吐泻，腹痛肢麻，头眩作恶，口渴引饮，苔黄溲赤，六脉沉伏，显系热霍乱症，勿因脉伏生疑。秽浊内蕴，暑湿交蒸，淆乱清浊，气阻津伤，倘因脉伏而投温药，势必痉厥。遂用酒炒黄芩一钱，酒炒黄连五分，吴茱萸一分，豆豉三钱，桑叶三钱，滑石三钱，冬瓜子四钱，蚕沙三钱，银花三钱，橘红一钱，竹茹一钱，通草一钱，薄荷一钱。一剂而安。（《孟河费绳甫先生医案》）

❀【评议】 本例诊断为热霍乱，其辨证着眼点在于口渴引饮，苔黄溲赤，当然排泄物（包括呕吐物和粪便）之性状亦需审察，诚如《素问·至真要大论》所述"诸转反戾，水液浑浊，皆属于热；诸病水液，澄澈清冷，皆属于寒。"这对辨别病情的寒热属性颇有指导作用。观其处方，实取王孟英《随息居重订霍乱论》治疗热霍乱之黄芩定乱汤加减，药中鹄的，故一剂而安。

增液承气治喉痧重证案

恙由冬不藏精，入春复受温邪，蓄深发暴，致遍身痧斑稠密，咽喉破烂，汤饮维艰①。神志昏糊，时明时昧，谵语狂躁。此属阴气先伤，阳气独发。舌赤无津，兼有芒刺。脉象洪数不齐。症势危如风烛。勉拟增液承气法，以尽人力。

生地黄三钱　大麦冬二钱　元参三钱　粉甘草五分
生石膏三钱　川知母一钱五分　芒硝五分　锦庄黄一钱五分
竹叶十八片（《寿石轩医案》）

【评议】　此为烂喉痧重证病例。寿氏认为是"冬不藏精，春必病温"之伏气温病，并据其临床表现，辨证为"阴气先伤，阳气独发"。以方测证，当属温毒之邪蕴结阳明，胃热炽盛，经腑俱实，阴津受

---

① 维艰：犹艰难。

劫，故以增液承气汤合白虎汤涤热存阴、清泻腑实为治，洵为上策。

🌸 清热利湿治黄疸案 🌸

华左　遍体面目俱黄，中脘痞满，湿热蕴遏。恐其由标及本。

西茵陈　制川朴　赤白苓　泽泻　青蒿　山栀　广橘皮　制半夏　木猪苓　上湘军二钱，好酒浸透，后下

二诊　脘痞稍减，黄疸略退。药既应手，守前法再望转机。

茵陈二钱　冬术炒炭，二钱　泽泻二钱　砂仁七分　黑山栀二钱　上湘军二钱　橘皮一钱　猪苓一钱五分　川朴一钱　官桂五分　制半夏一钱五分　焦麦芽三钱

三诊　面目色黄稍退，而热退不清。还是湿热壅遏熏蒸之所致也。再淡以渗之，苦以泄之。

官桂五分，后入　豆豉三钱　黑山栀三钱　制半夏一钱五分　猪苓二钱　郁金一钱五分　茵陈三钱　冬术炭二钱　赤白苓各二钱　杏仁二钱　泽泻一钱五分

四诊　黄疸已退。然形色瘦夺，脾土无不虚之理。当为兼顾。

野於术二钱，炒　广皮一钱　猪苓二钱　云苓四钱

茵陈二钱　泽泻二钱　焦麦仁四钱　官桂五分，后入　制半夏一钱五分　枳实一钱　竹茹一钱

五诊　黄疸大势虽退，而湿热未能尽澈，小溲未清，足跗带肿。还是湿热坠下，再培土而分利湿邪。

於术一钱五分　大腹皮二钱　川通草一钱　茯苓三钱炒冬瓜皮一两　泽泻一钱五分　木猪苓二钱　焦苍术一钱生熟米仁各三钱　茵陈一钱五分

六诊　诸病向安，惟气色尚滞。宜鼓舞脾土，土旺自能胜湿也。

人参须五分　茵陈二钱　云茯苓四钱　猪苓一钱五分制半夏一钱五分　野於术二钱　炮姜三分　焦苍术一钱泽泻一钱五分　广皮一钱

七诊　补气运脾渗湿，证情又见起色。再为扩充。

人参须五分　苍术一钱　於术二钱　茵陈二钱　猪苓一钱五分　云茯苓三钱　炒冬瓜皮五钱　炮姜炭四分　泽泻一钱五分　生熟薏仁各三钱　谷芽三钱（《张聿青医案》）

❀【评议】　面目俱黄，中脘痞满，纳减，颇似西医学所称的急性黄疸型传染性肝炎。中医认为黄疸多由湿热蕴结，胆热液泄使然。本例病因病机张氏认为是"湿热壅遏熏蒸所致"，其属"阳黄证"殆无疑

义。故立法以清利湿热为主，首方用茵陈蒿汤合五苓散化裁即获良效，嗣后数诊，均以原方增损，诸病向安。善后参入健脾之品，以巩固疗效。前贤云："治湿不利小便，非其治也。"本案始终贯穿这一治则。

釜底抽薪泄热化痰治愈白喉案

荣_左　冬暖阳气不藏，交春阳气更加发泄。肾水亏损，不能制伏阳气，以致内火亢盛，上蒸肺胃，喉间肿痛，喉关之内，已布白点白条，头胀恶寒发热，遍体不舒。津液为火所蒸，变成痰沫，以致痰涎上涌，正所谓痰即有形之火，火即无形之痰也。白喉风症，为时行险恶之疾。姑清肺胃之热，益肾之水以制火。

生石膏_{五钱，薄荷头一钱同打，绢包}　大生地_{五钱}　大元参_{三钱}　知母_{二钱}　大麦冬_{三钱}　瓜蒌仁_{六钱}　川贝母_{二钱}　绿豆衣_{三钱}　生甘草_{五分}　金银花_{二钱}　鲜芦根_{去节，一两五钱}

二诊　喉间白条已退，肿胀稍定。然仍凛寒发热，汗出则松，大便六日不解，火热结闭，舌红苔黄。李先生釜底抽薪法，陆先生泄热化痰法，从两方之中，参合并用，未识然否？

鲜生地_{七钱}　大连翘_{三钱}　黑山栀_{三钱}　元参肉_{三钱}

苏薄荷一钱　大力子三钱　川贝母二钱　生广军三钱　淡黄芩一钱五分　元明粉一钱，冲　竹叶心二十片　活水芦根一两五钱

三诊　釜底抽薪，便行两次，蕴热稍得下行，咽喉肿痛大退。然仍作胀多痰，凛寒发热。邪风蕴热未除。拟清咽利膈法。

川雅连四分　生山栀一钱五分　黑元参三钱　竹叶十二片　白桔梗一钱　大力子三钱，打　连翘壳三钱　青防风一钱　广郁金一钱　荆芥穗一钱

四诊　咽赤肿痛大退，脉静身凉。邪势已解，出险履夷，幸至极矣。但腹中气觉呆钝。热化湿动。再清余炎，兼理湿邪。

大力子三钱　白桔梗八分　通草七分　滑石三钱　连翘三钱　范志曲一钱五分　黑山栀二钱　赤苓三钱　枳壳一钱

改方去连翘，加瓜蒌仁五钱、光杏仁三钱、黑山栀一钱（《张聿青医案》）

🔵【评议】　白喉系急性传染病，中医认为是一种时行险恶之疾。其病变部位虽在咽喉，实与肺肾两脏关系密切，多因肺肾阴虚，感受风热疫毒而成。试观本例，张氏指出"肾水亏损，不能制伏阳气，以致内火亢盛，上蒸肺胃"是其主要病机所在，尽管未提及

外感疫疬之邪，但从所用方药来看，已在滋阴养液的同时，注重清热解毒以祛疫邪，如首方以增液、白虎两方合用，加银花、绿豆衣泄邪解毒，并佐肃肺化痰之品；二诊更以凉膈散化裁釜底抽薪，清泄肺胃热毒，遂使病情出险履夷，可谓得其治法之心要矣。

🌸 白喉危证得治案 🌸

盛揆丞，杏荪之长子也，其令媛患喉症，红肿白腐，壮热口渴，咳嗽气喘，来势极险。揆丞因前两日，次子患此症，已为药误，夜间亲自延余往诊。脉来浮弦滑数，此邪热挟秽浊，燔灼肺津，清肃之令不行，病势虽危，尚可补救。遂用鲜芦根二两，冬瓜子四钱，冬桑叶钱半，牡丹皮二钱，生石膏八钱，薄荷叶一钱，牛蒡子钱半，净连翘三钱，净银花三钱，马勃五分，象贝母三钱，蒌皮三钱，人中黄五分，竹沥二两。进一剂，喘咳皆平。照方加犀角尖一钱，鲜生地三钱，川石斛三钱。服三剂，汗出热退，咽喉红肿白腐皆消，惟口渴引饮，此邪热外泄，而津液虚也。改用南沙参四钱，川石斛三钱，天花粉三钱，生甘草四分，甜川贝三钱，牡丹皮二钱，冬桑叶钱半，鲜竹茹钱半，鲜芦根二两，青皮甘蔗四两。服两剂，霍然

而愈。同室患此症者，二十余人，皆以前法加减治愈，诚快事也。此亦庚子年事。(《孟河费绳甫先生医案》)

● 【评议】 本例白喉系热毒极重，燔灼肺津之证，费氏一、二两诊以清热解毒，化痰利咽，兼养津液为治，效验颇彰。三诊滋阴养液为主以善后，遂收全功。案云："同室患此症者二十余人，皆以前法加减治愈"，既道出了本病能广泛传染，又提示了治法要略。善哉斯言！

这里还值得一提的是，《重楼玉钥·梅涧医话》谓本病"鼻通者轻，鼻塞者重；音声清亮气息调匀易治，若音哑气急即属不治。近有好奇之辈，一遇此证，即用象牙片动手于喉中，妄刮其白，益伤其喉，更速其死，岂不哀哉！余与既均三弟，疗治以来，未尝误及一人，生者甚众。经治之法，不外肺肾，总要养阴清肺，兼辛凉而散为主。养阴清肺汤：大生地二钱、麦冬一钱二分、生甘草五分、元参钱半、贝母去心八分、丹皮八分、炒白芍八分、薄荷五分。不用引。质虚加大熟地，或生熟地并用；热甚加连翘，去白芍；燥甚加天冬、茯苓。如有内热及发热，不必投表药，照方服去，其热自除。值得细读。

🌸 治病勿拘岁气案 🌸

　　酷暑之际，疟疾甚行，有储丽波患此。陆某泥今岁寒水司天，湿土在泉，中运又从湿化，是以多疟，率投平胃、理中之法，渐至危殆。伊表兄徐和圃荐孟英视之。热炽神昏，胸高气逆，苔若姜黄，溺如赭赤，脉伏口渴，不食不便。曰：舍现病之暑热，拘司气而论治，谓之执死书以困治人，幸其体丰阴足，尚可救药，然非白虎汤十剂不能愈也。和圃然之。遂以生石膏、知母、银花、枳、贝、黄连、木通、花粉、茹、芩、杏、斛、海蜇、竹叶等，相迭为方。服旬日，疟果断。(《王氏医案续编》)

　　🌸【评议】　病疟伴见热炽神昏，胸高气逆，苔黄，溲赤，一派热象，且病发酷暑之令，前医拘泥于运气之说，误投温燥之剂，渐至危殆。幸王氏认定暑热为患，径投清暑涤热之白虎汤增损而病得愈。案中云："拘司气而论治，谓之执死书以困治人"，令人深省。

🌸 经方时方合用治疟验案 🌸

　　《经》以夏伤于暑，秋为痎疟。疟来热重寒轻，有汗，苔黄溲赤，神烦不寐，间有谵语，脉来弦数少神。兼有伏邪横连膜原则一，小柴、达原加减主之。

柴胡根　黄芩　炙甘草　制半夏　鸡心槟榔　川厚朴　草果仁　赤芍　生姜

昨服小柴、达原加减，诸症未见退机。第伏邪与疟相持，疟胜则寒热，两协其平为顺，伏邪胜则热不退为逆。仍以小柴、达原加减主之。

柴胡根　黄芩　炙甘草　制半夏　陈橘皮　海南槟榔　草果仁　知母　赤芍药　川厚朴　生姜

昨服小柴、达原加减，疟势已正，寒热相等，夜寐渐安，黄苔渐腐，浑赤之溲亦淡，弦数之脉亦缓，都是佳征。宜从小柴加减论治。

柴胡根　黄芩　赤茯苓　炙甘草　制半夏　陈橘皮　赤芍　生姜　大枣（《问斋医案》）

❀【评议】　疟疾之病，据其主症寒战、高热间歇性发作，一般认为邪客半表半里，或宗仲景《伤寒论》从少阳病论治，或遵吴又可《温疫论》从邪伏膜原论治。观是案，治融小柴胡、达原饮于一方，而奏良效，足见经方与时方实无门户之隔，临床可结合应用。

宣透膜原法治时行疫疟案

己卯夏五，患寒热者甚众，医者皆以为疟。所用咸是小柴胡汤、清脾饮，及何人饮、休疟饮等方，未有一方奏效。殊不思《经》谓"夏伤于暑，秋必痎疟"，疟每发于秋令，今于芒种夏至而发者何也？考岁气阳明加于少阳，天政布凉，民病寒热，斯时病疟者，尽是时行疫疟也。有建德钱某来舍就医，曰：患疟久矣，请先生截之。丰曰：此乃时行疫疟。遂用宣透膜原法加豆卷、干姜治之，其效捷于影响。后来求治者，皆与钱病无异，悉以此法治之，莫不中窾。可见疫疟之病，不必拘疟门一定之方，又不必拘一定之证，更又不必拘一定之时，但其见证相同，而用药亦相同者，断断然矣。(《时病论》)

●【评议】 宣透膜原法是雷丰《时病论》方，由厚朴、槟榔、草果仁、黄芩、甘草、藿香叶、半夏、生姜组成，主治湿疟寒甚热微，身痛有汗，肢重脘懑。雷氏解释说："此师又可达原饮之法也。方中去知母之苦寒及白芍之酸敛，仍用朴、槟、草果，达其膜原，祛其盘踞之邪，黄芩清燥热之余，甘草为和中之用，拟加藿、夏畅气调脾，生姜破阴化湿，湿秽乘入膜原而作疟者，此法必奏效耳"。本案云："疫疟之病，不必拘疟门一定之方，又不必拘一定之证，更又不必拘一定之时，但其见证相同，而用药亦相同者，断断然矣。"这显然提出了"专病专药"的设想。说到这里，有必要提一下，古方截疟七宝饮、达原饮和雷氏宣透膜原法等方中，均以川朴、草果、槟榔为主要药物，且治疟效果显著，从现代眼光来看，此三药是否有抗疟作用，很值得研究和开发。

🏵 茵陈附子干姜汤治瘟黄阴证验案 🏵

至元丙寅六月，时雨霖霪，人多病瘟疫。真定韩君祥，因劳役过度，渴饮凉茶，及食冷物，遂病头痛，肢节亦疼，身体沉重，胸满不食，自以为外感伤，用通圣散两服。药后添身体困甚，方命医治之，医以百解散发其汗。越四日，以小柴胡汤二服，后加烦热燥渴。又六日，以三一承气汤下之，躁渴尤甚，又投白虎加人参、柴胡饮子之类，病愈增。又易医用黄连解毒汤、朱砂膏、至宝丹之类，至十七日后，病势转增传变，身目俱黄，肢体沉重，背恶寒，皮肤冷，心下痞硬，按之而痛，眼涩不欲开，目睛不了了，懒言语，自汗，小便利，大便了而不了。命予治之，诊其脉紧细，按之虚空，两寸脉短不及本位。此证得之因时热而多饮冷，加以寒凉药过度，助水乘心，反来侮土，先囚其母，后薄其子。《经》云薄所不胜乘所胜也。时值霖雨，乃寒湿相合，此为阴证发黄明也，予以茵陈附子汤主之。《内经》云：寒淫于内，治以甘热，佐以苦辛。湿淫所胜，平以苦热，以淡渗之，以苦燥之。附子、干姜，辛甘大热，散其中寒，故以为主。半夏、豆蔻辛热，白术、陈皮苦甘温，健脾燥湿，故以为臣。生姜辛温以散之，泽泻甘平以渗之，枳实苦微寒，泄其痞满，茵陈苦微寒，其气轻浮，佐以姜附，能去肤腠间寒湿而退其黄，故为佐使也。煎服一两，前证减半，再服悉去。又与理中汤服之，数日气得平复。或者难曰：发黄皆以为热，今暑隆盛之时，又以热药治之，何也？予曰：理所当然，不得不然。成无己云：阴证有二，一者始外伤寒邪，阴经受之，或因食冷物伤太阴经也。二者始得阳证，以寒治之，寒凉过度，变阳为阴也。今君祥因天令暑热，冷物伤脾，过服寒凉，阴气大胜，阳气欲绝，加以阴雨，寒湿相合，发而为黄也。仲景所谓当于寒湿中求之。李思顺云：解之而寒凉过剂，泻之而逐寇伤君。正以此也。圣圣之制，岂敢越哉？或者曰：洁古之学，有自来矣。

茵陈附子干姜汤：治因凉药过剂，变为阴证，身目俱黄，四肢皮肤冷，心下痞硬，眼涩不欲开，自利蜷卧。

附子炮，去皮脐，三钱　干姜炮，二钱　茵陈一钱二分白术四分　草豆蔻面裹煨，一钱　白茯苓去皮，三分　枳实麸炒　半夏汤泡七次　泽泻各半钱　陈皮三分，去白

上十味㕮咀，为一服，水一盏半，生姜五片，煎至一盏，去渣，凉服，不拘时候。（《卫生宝鉴》）

🌀【评议】"至元丙寅六月，时雨霖霪，人多病瘟疫。"可知当时流行的黄疸病，当属瘟黄。《景岳全书》将黄疸分阳黄、阴黄两大类型。阳黄多因感受湿热之邪，侵及肝胆，胆热液泄所致，其主症为黄色鲜明如橘子色为主，伴见溲黄，大便秘结，舌苔黄腻，脉弦数等征象，治宜清热利湿退黄，方用茵陈蒿汤、栀子柏皮汤等；阴黄多因阳黄日久转化，或因脾阳不振，寒湿蕴结，或因过服寒凉，中阳受伤使然，其主症为黄色晦黯，伴见胃呆腹胀，大便偏溏，舌苔白腻，脉象濡缓或沉迟等征象，治宜温阳化湿退黄，方用茵陈术附汤、茵陈四逆汤等。本例之成因、症候与阴黄吻合，故用茵陈附子干姜汤温阳利湿退黄而获效。

里湿误补邪从热化发为黄疸案

徽商张某，神气疲倦，胸次不舒，饮食减少，作事不耐烦劳。前医谓脾亏，用六君子汤为主，未效。又疑阴虚，改用六味汤为主，服下更不相宜。来舍就诊，脉息沉小缓涩，舌苔微白，面目隐黄。丰曰：此属里湿之证，误用滋补，使气机闭塞，则湿酿热，热蒸为黄，黄疸将成之候。倘不敢用标药，蔓延日久，必难图也。即用增损胃苓法去猪苓，加秦艽、茵陈、楂肉、鸡金治之。服五剂胸脘得畅，黄色更明，惟小便不得通利，仍照原方去秦艽，加木通、桔梗。又服五剂之后，黄色渐退，小水亦长，改用调中补土之方，乃得全愈。（《时病论》）

【评议】 是患本属湿邪内蕴，因误补阻遏气机，湿从热化，湿热郁蒸，发为黄疸，故治疗以清热利湿为主，兼以运脾消食，遂使小便通利，黄疸乃退，继用调中补土以善后。处方用药虽属寻常，但能切中病机，故效如影响。

治黄须辨阴阳对证投剂案

甲子秋月，潜口汪树人兄，患疸症。目珠及面上通身皆发黄，胸膈不宽，食不进，背恶寒，两关脉弦细。余曰：此虽疸症，乃阴疸也，不可照寻常治疸用清热利湿之药。余用附子理中汤，加肉桂、茯苓、泽泻、茵陈、木香、陈皮。服二剂，胸膈宽，能饮食，黄色退其半。再照前方，去木香，服二四剂而全愈。是年湿土统运，至秋四之气，又是土气相交，故是时人多生疮及疸症。同时舍侄辈三四人，皆患疸症，此皆用山栀、黄芩、茵陈、灯心之类，治之而愈。独大小儿甫十五岁，亦患此症，亦照树人兄所服之药治之，只加苍术一味，服三四剂而愈。树人兄年才二十余，用前药已觉不合。兹十五岁之童子，亦服此药，更觉不相宜矣。然非此药，病必不愈，不惟不愈，且成大患。可见用药，只求对症，不必论年纪。每每见少年病虚者，问名医可用参否？辄答云：如此年纪，便要服参，何时服得了？而村翁多奉为名言。殊不知用药所以疗病，而病非计年以生。若非虚症不当用参，即八十岁老人亦不可用。若是当用参之虚症，即一二岁孩童亦当用。若必待年纪老成而后用，其如虚病年不能待，何况虚痨不足之症，又偏在少年人也。伏惟①病人自量虚实，勿为此种名言所误，而医者亦惟对症

---

① 伏惟：俯伏思惟。旧时下对上有所陈述时表示谦敬之辞。

发药，勿执成见，则杀机渐息矣。(《医验录》)

【评议】 综观本案，是年黄疸病流行，当与湿土统运有一定关系，且黄疸亦可出现阴黄、阳黄两种类型，治法自当有别。案中所说："可见用药，只求对症，不必论年纪。"并以人参为例，指出其只要是虚证，不拘少年或老年，均可用之。此即"有是证即用是药"之意，洵为经验之谈。

附 论 文

✿ 治疫明理论 ✿

中医治疫，源远流长，回顾中医药学的发展历史，从某种意义上来说，它是一部与疫病作斗争并积累了丰富经验的历史。治疫必须明理，即是要明白中医治疫的基本理论和具体方法，明白中医治疫所存在的问题和改进措施，这是治疫的必备知识和基本功，也是取得疗效的关键。兹择要论述如下：

一、明病因，分类型，方能审因
论治，伏其所主

《素问·至真要大论》说："必伏其所主，而先其所因"。意思是说要抓住并制伏疾病的本质，首先必须要搞清引起疾病的原因，此即"辨证求因，审因论治"理论的渊薮。疫病的成因，关乎正邪两个方面。对疫病的感染与否，《素问遗篇·刺法论》早就指出："不相染者，正气存内，邪不可干。"说明正气的强弱在发病上起着主导作用。《灵枢·百病始生》还指出："邪不能独伤人，此必因虚邪之风，与其身形，两虚相得，乃客其形"。明确地说明了疫病的发生，是内外因共同作用的结果，即外界致病因子的侵袭是不可或缺的因素。

关于疫病的外因，综观历代医学文献，大致有三种学说：其一是"时气说"。持这种观点的代表医家是晋代王叔和，他在《伤寒例》中说："凡时行者，春时应暖而反大寒，夏时应热而反大凉，秋时应凉而反大热，冬时应寒而反大温，此非其时而有其气，是以一岁之中，长幼之病多相似者，此则时行之气也。"很显然，王氏将四时不正之气视作引起疫病的主要原因。后世踵之者甚众，如隋·巢元方《诸病源候论》、宋·陈言《三因极一病证方论》、李仲南《永类钤方》、明·陶华《伤寒全生集》、李梴《医学入门》等，均沿袭此说；其二是"戾气说"。明末清初温疫学家吴又可在《温疫论》中创造性地提出了温疫病因"非风、非寒、非暑、非湿，乃天地间别有一种异气所感"。异气即"戾气"，又称"疠气""杂气"。吴氏这一观点，突破千年的旧说，对后世产生了重大影响。清·杨栗山《伤寒温疫条辨》宗其说并做了很大发挥，尝谓："杂气者，非风、非寒、非暑、非湿、非燥、非火，天地间另为一种偶荒旱潦疵疠烟瘴之毒气也"，"毒雾之来也无端，烟瘴之出也无时，湿热熏蒸之恶秽无穷无数，兼以饿殍在野，骴骼之掩埋不厚，甚有死尸连床、魄汗之淋漓自充，遂使一切不正之气，升降流行于上下之间，人在气交之中，无可逃避"。对"杂气"内涵的解释，较之吴又可尤为具体清晰。清代温病大家叶天士、吴鞠通辈对疫病的病因，亦持此说；其三是"瘴气说"。这是特指某些疫病的病因，又称"瘴毒""瘴疠"。明·虞抟《医学正传》说："岭南闽广等处曰瘴气，盖指山岚雾露烟瘴湿热恶气而名也"。武之望《济阳纲目》引宋潜溪曰："凡人感冒山岚烟雾，蛇虺毒气，其证恶寒战栗，发作头疼，休作无时。"可见此类疫病的发生和流行，有一定的地域，并与当地的气候环境有很大关系。其典型病症，相当于西医学所说的"恶性疟疾"。此外，清·王孟英在《霍乱论》中提出霍乱的病因是"臭毒"，阐述了恶浊自然环境对"臭毒"生成的影响及其霍乱发病中所起的重要作用，发人所未发。还值得一提是现代黄星垣等提出"邪毒致热说"，认为温病（含温疫）毒寓于邪，毒随邪入，热由毒生，毒不去则热不除，变必生。其突出"毒"邪在疫病发病学的作用，颇有新意，对疫病的治疗很有指导意义。以上有关疫病的病因学说，除"瘴气""臭毒"有特定的含义外，对影响最大的"时气说"与"戾气说"实有分析和比较之必要。笔者认为，"时气说"的内涵是指四时不正之气即气候的反常变化是导致疫病的主要原因，其实这与传统的"六淫"致病学说无实质差异。从今天流行病学来看，四时气候的反常变化，会给病原微生物的滋生和蔓延提供有利条件，这也是客观存在的，但限于历史条件，古人未能也不可能说明直接的致病因子。至于"戾气说"，能进一步认识到疫病致病因子的暴戾性即强烈的传染性和严重的危害性，与"六淫"所致的寻常疾病有明显不同，这无疑是有其先进性的一面，但不能以此否定"六淫"和"四时不正之气"说。不能想象，凡见疫病，对其病因不分感受何种病邪及其性质，一言以蔽之曰"戾气"，这显然无法予以"审因论治"，只有与风、寒、暑、湿、燥、火"六淫"之邪结合起来分析，才有利于疾病的诊断，"审因论治"始能落到实处。如有人根据《温疫论》所述疫病的症状及其主方达原饮（槟榔、草果、厚朴、知母、芍药、黄芩、甘草），认为其疫当属"湿热疫"的范畴，尽管吴又可竭力否定"六淫"致疫说。

由于感邪有别，病性有异，临床当严格辨别瘟疫的病种及其类型。历代医学文献有关瘟疫的病种繁多，吴又可《温疫论》提及的就有大头瘟、虾蟆瘟、探头瘟、疙瘩瘟、霍乱吐泻、疟、痢、绞肠痧等病名，不一而足。笔者认为，临床区分疫病的类型尤为重要，对此古人已有示范，如清代瘟疫学家刘奎《松蜂说疫》将疫病分为温疫、寒疫和杂疫三大类，各有证治。陆九芝《文十六卷》也指出："夫疫有两种，一为温之疫，一为寒之疫。"至于治法，"疫之温者宜寒，疫之寒者宜温"；"大抵以温而疫，则论中芩、连、栀、柏统于膏、黄者可用也；以寒而疫，则论中吴萸、蜀椒之统于姜、附可用也。"言简意赅，切中肯綮。今人继承前贤之说，多将疫病分为热疫（含温疫、暑热疫、湿热疫）和寒疫两大类，各有治法方药，如热疫治法清热解毒为主，主方为清瘟败毒饮、白虎汤、黄连解毒汤之类；寒疫以散寒解毒为法，主方为麻黄汤、圣散子、荆防败毒散之类。

二、治未病，重预防，方能发于机先，截断传变

对于疫病的预防，《素问遗篇·刺法论》早就告诫要"避其毒气"，体现了"治未病"思想。前人据此提出了不少具体措施和方法，在消灭传染媒介物方

面，汉·张仲景把"虫兽所伤"列入三因之中，清·汪期莲《瘟疫汇编》更明确指出瘟疫的流行，与"红头青蝇"有关。故古人将驱灭害虫作为预防疫病的主要方法，如灭蚊、灭蝇、灭鼠和捕杀狂犬等，创造方法甚众，有的采用药物杀灭，也有用机械方法者。在隔离消毒方面，晋朝有"朝臣家有时疾染易三人以上者，身虽无疾，百日不得入宫"的制度；宋·《太平圣惠方》指出"凡入瘟疫家，先令开启门窗……不致相染。"；《三因极一病证方论》记述了入瘟疫家，当以雄黄涂鼻窍，以防疫邪感染；明·李时珍《本草纲目》写道："天行疫瘟，取初病人衣服，于甑上蒸过，则一家不染。"这是蒸气消毒的实例。在药物预防方面，古人积累了不少经验和方法，如避瘟丹、普济解疫丹、屠苏酒、鬼箭羽方、藿香正气散、苏合香丸等，均是防治疫病的名方，至于单方草药更是不胜枚举。这里尤值得指出的是，我国古代早已发明预防接种方法。宋真宗时已有人工种痘以防天花，到16世纪应用更加普遍，并发明痘衣，痘浆，旱苗，水苗等四种接种方法。人痘接种法是"人工免疫法"的先驱，这是我国的伟大创举，它不仅对我国人民保健事业做出了重要贡献，还先后流传到俄罗斯、日本、土耳其、朝鲜等国，对后来英国琴纳发明牛痘接种法，实有很大的启发。此外，在公共卫生防疫方面，诸如住宅和街道的清洁、污水处理和疏通沟渠、粪便的处理等，古代文献亦不乏记述。这里很值得一提的是，清·王孟英《霍乱论》，对水源的保护力倡疏通河道，毋使藏污纳垢，广凿井泉，毋使饮浊。湖池广而水清，自无藏垢纳污之所，秽浊之源无由滋生，井泉多而甘冽，以为正本清源之计。并主张饮雨水、雪水，贮水以备用。他在刊行《重庆堂随笔》时详细介绍了审水源、定水位、凿井、试水美恶、验水质好坏等方法。同时倡用药物来净化水液。举凡这些，充分说明我国古代很重视防疫工作，并采取了不少有效的措施，值得借鉴。

中医"治未病"的内容，还包括已病防变，这在疫病防治上也得到了充分体现。叶天士在《温症论治》中对温病（含温疫）的治疗秉承了张仲景"见肝之病，知肝传脾，当先实脾"之旨，强调"务在先安未受邪之地"，以杜绝病势的蔓延。疫病初愈，将养失宜，易致复发，前贤对此早有"食复""劳复""女劳复"等记述，《松峰说疫》还设"善后"专篇，强调"淫欲""劳顿""忍饥"致病后变作虚损、早衰、劳嗽等疾，示人重视病后调理，以防复发。近贤姜春华教授遵照"上工救其未萌"之古训，匠心独运地提出了"截断扭转"的观点，极力主张在疾病（含瘟疫）传变过程中，须采取果断措施和特殊功效方药，直捣病巢，及时阻止和扭转病势向不良方向传变，不能被动地等待出现什么病证后才用什么方药，这显然是属于预防性的治疗措施，应予以积极评价。

三、究治法，识亮点，方能抓住重点，提高疗效

考历代中医文献治疫的大法颇多，其中代表性的有元·朱震亨《丹溪心法》提出"治有三法，宜补、宜散、宜降。"清·程钟龄《医学心悟》对疫病治疗提出了发散、解秽、清中、攻下、补虚等五法，并列香苏饮、普济消毒饮、神术散、败毒散、人参白虎汤、黄龙汤、四顺清凉饮等常用方剂。尤怡《金匮翼》也提出治疫五种大法及代表方剂，即表里俱备而盛于表者用普济消毒饮；病不在表，又不在里而直行中道者用达原饮；表里俱热者用三黄石膏汤；邪盛于表而里无热证者用败毒散；寒湿客于肌表者用圣散子。迨温病大家叶天士、吴鞠通出，疫病的治疗大法始有绳墨可循。叶氏《温症论治》提出"在卫汗之可也，到气才可清气，入营犹可透热转……入血就恐耗

血动血，直须凉血散血。"吴鞠通《温病条辨》谓"治上焦如羽，非轻不举；治中焦如衡，非平不安；治下焦如权，非重不沉。"现代《温病学》一般将温病（含温疫）治法归纳为解表、清气、和解、祛湿、通下、清营凉血、开窍、息风、滋阴、固脱等法，各有其适应证和常用方剂。笔者根据自己的学习心得和实践体会，认为在疫病众多治法中，抓住其亮点，重点予以研究，对今天防治急性传染病有着重要意义。亮点若何？其一是因势利导，着力放邪出路。中医治疗瘟疫等外感病，很重视放邪出路，即是指运用某些治疗方法，促使病邪从外而解。如《素问·阴阳应象大论》说："其有邪者，渍形以为汗；其在皮者，汗而发之。""其高者，因而越之；其下者，引而竭之。"就是根据病邪所在部位和病情发展趋势，因势利导地采取放邪出路的方法。汉·张仲景《伤寒论》继承和发展了《黄帝内经》的旨意，在治疗外感热病中，广泛应用汗、吐、下诸法以祛除邪气，如麻黄汤之开腠发汗，桂枝汤之解肌散邪，瓜蒂散之涌吐，承气汤之攻下，五苓散之渗利等，为后世祛邪法特别是放邪出路，树立了津梁。金元时期，刘河间制防风通圣散，融解表、泻下、渗利于一方，使表里上下之邪由窍道而出，实为放邪出路的经世名方。张子和治病十分重视攻邪，尝云："邪气加诸于身，速攻之可也，速去之可也。"其"攻之""去之"之法，他概括为汗、吐、下三法，其意亦无非是开窍道，给邪以出路，"邪去而元气自复"。明清时期，温病温疫学家治病亦十分重视放邪出路，如吴又可《温疫论》强调"客邪贵乎早逐"，并说："诸窍乃人身之户牖也，邪自窍而入，未有不由窍而出。"称此为"治之大纲，舍此皆治标尔"。尤引人注目的是，吴氏很推重通里攻下之法，主张"急证急攻"，"因证数攻"，并明确指出攻下法"本为逐邪而设，非专为结粪而设"，告诫医家"凡下不以数计，有是证则投是药"，切勿中道生疑，不敢再用，以致留邪生变，足见其对放邪出路之高度重视。继吴又可之后，叶天士、王孟英辈治疗温病（含温疫），亦力主放邪出路。如王孟英说："暑湿热疫秽恶诸邪，皆由口鼻吸入，直伤气分，而渐入营分，亟宜清凉疏瀹，俾气展浊行，邪得下走，始有生机。"其着力于放邪，跃然纸上。由是观之，"凡治病总宜使邪有出路，宜下出者，不泄之不得下也：直外出者，不散之不得外也。"（周学海语）联系现代临床，以下法为例，运用此法治疗菌痢、乙脑、急性病毒性肝炎、流行性出血热等而收到良效者多有报道。这里有必要指出的是，中医祛邪法有其自身的特点，它与西医病原疗法比较，虽同是针对病因病原而治，但两者在运用方法，作用机理等方面，却有很大的不同。诚然现代研究已证实不少中医祛邪方药有良好的杀灭和抑制病原体的作用，这在沟通中西医理论上固然能说明一些问题，但毕竟是问题的一部分，而非全部，甚至不是问题的实质，尤其是中医因势利导、放邪出路的治法，其作用机理更有待深入研究，以揭示其内涵，阐明其本质，这是一个很有意义的课题；其二是毒随邪入，注重清热解毒。疫病的证候特点，多为热胜毒盛，因此清热解毒法在疫病治疗中广为应用。温病学的开山鼻祖刘河间治疗温病（含温疫）很重视清热解毒，王孟英盛赞其"创立清热解毒之论，有高人之见，异人之识，其旨既微，其意甚远"。喻嘉言治疗温疫尤推崇解毒之法，尝谓："上焦如雾，升而逐之，兼以解毒；中焦如沤，疏而逐之，兼以解毒；下焦如渎，决而逐之，兼以解毒。"其解毒之法，于上、中、下三焦之病证，一以贯之。周扬俊《温热暑疫全书》指出温疫"证显多端，要以寒凉解毒则一"。邵登瀛《瘟毒病论》更明确指出"疫重解毒"，尝谓："古人治疫，全以解毒为要。尝考古方，以解毒、消毒、败毒名，及以人中黄、生犀、大青、青黛、元参、黄连立方者凡几十首，皆解毒之品"。明清时期温病温疫学家创制了不少清热解毒的经世名方，诸如银翘散、化斑汤、清宫汤、清瘟败毒饮等，广泛应用于温病温疫临床，古今收效甚多；其三是疫易伤阴，强调生津养液。鉴于疫病易出现伤津劫液的病理特点，因此养阴法是治疗疫病的重要法则。前贤治疗温病（含温疫）强调"存得一分津液，便有一分生机"。温病温疫学家对养阴法的理论和实践曾作出了卓越贡献，其中吴鞠通尤为突出，他将养阴法分为甘寒养阴（如沙参麦冬汤）和咸寒养阴（如加减复脉汤）两大类，分别适用于肺胃津伤和肝肾液耗，极大地丰富了养阴法的应用范围。在现代急性传染病治疗上，充分显示了养阴法的重要作用，以流行性出血热的治疗为例，有人提出了早用、重用滋阴生津的见解。所谓早用，即在本病的初期就须使用。在发热期，只要见到舌红少津，口渴或汗出较多，就参入生津之品，如生地、麦冬、芦根、天花粉等，可使病人的低血压和少尿期的危重时间缩短，变证、险证减少，而且无留邪之弊；所谓重用，即在本病低血压后期和一进入少尿期即重用生地、玄参、西洋参、麦冬之类。其中生地常用至 60～120 克，玄参常用至 30～60 克，这有利于缩短危重期，提高临床疗效。

四、知短处，重突破，方能有所 创新，促进发展

中医治疫有过辉煌的历史，现代也积累了丰富的经验，近年北京、广东等地医务人员运用中医药方法，实行中西医结合治疗 SARS 所取得的成绩，更证明中医药在治疗急性传染病特别是病毒性疾病方面是大有用武之地的。但也不能不清醒地看到中医药在这方面的短处，如中医对高热、惊厥、昏迷、呼吸衰竭、循环衰竭和严重水电平衡失调等急症和危重症的救治，尚缺乏速效、高效的方药，仍处于劣势状态，严重制约了疗效的提高。因此我们必须要正视薄弱环节，力争在疫病防治上有所突破，进一步提高临床疗效，以促进学术发展。笔者认为需在以下几方面着力：首先，应加强中医古代文献特别是有关温病疫病专著的研究和民间单验方的搜集，从中发掘和筛选出更有效的防治方药。如《吴鞠通医案·温毒》所载的代赈普济散，方由桔梗，牛蒡子、黄芩、人中黄、荆芥、银花、蝉蜕、马勃、板蓝根、薄荷、玄参、大青叶、大黄、连翘、僵蚕、射干等组成，其解毒作用较之普济消毒饮、银翘散更强，而且方中如板蓝根、大青叶等味现代药理研究证实有较好的抗病毒作用，因此本方似更适合于病毒性传染病，极具开发价值。又

如《肘后备急方》载破棺千金煮汤，方由苦参一味组成，云治"时行气，垂死"。单捷小剂，作用专一，很有深入研究之必要；再者，剂型改革须不断深化。鉴于疫病大多势急病重，传统的中医给药方法往往有缓不济急之慨，今后剂型改革须进一步加强，要在深度上下功夫，类似于醒脑静、清开灵、参麦注射液等新剂型力争不断涌现，且有所提高，以适应急症和危重症的需求；其三，专病专药的研制不容忽视。所谓"专病专药"是指针对某种病症的特异治疗方药。明代温疫大家吴又可早有"一病只有一药之到病已"的期盼。在中医古籍中，不乏此类方药的记述，如白头翁汤治痢疾、茵陈蒿汤治瘟黄、普济消毒饮子治大头瘟、截疟七宝饮治疟疾等，其特点是针对性强，疗效显著。其实专病专药的疗法与辨证论治并不矛盾，两者会起到相辅相成、相得益彰的作用。现代治疟良药青蒿素的开发成功，更说明专病专药研制的重要性。只要我们树立科学发展观，勇于开拓创新，中医药治疗疫病必将取得更多的成果。"借问瘟神欲何往，纸船明烛照天烧"，人类在消灭传染病斗争中，中医药定将发挥更大的作用。

（参考文献从略）

运用中医温病瘟疫学说抗击传染性非典型肺炎

传染性非典型肺炎（SARS）是新发现的一种急性传染病，中医历代文献无此记载，但从其具有传染性和主要临床症状如发热、干咳、头痛、关节酸痛、肌肉酸痛、乏力、腹泻，甚或出现呼吸急促等来分析，可归入中医"温病""瘟疫"范畴，尤其是与"瘟疫"中的热疫更为近似。先就"瘟疫"而论，其特点是有强烈的传染性，能引起大流行，对此，早在两千多年前的中医经典著作《黄帝内经》中就有记载："五疫之至，皆相染易，无问大小，病状相似。"（注："五疫"泛指多种疫病）隋代巢元方《诸病源候论》也说："病气转相染易，乃至灭门，延乃外人。"更明确指出了疫病不仅可以全家感染，且能传染他人，从而引起大范围流行。

诚然，疫病的发病，外界致病因子的侵袭是不可或缺的因素，但中医认为人体正气的强弱更是起主导作用，《黄帝内经》"邪之所凑，其气必虚"，"正气存内，邪不可干"的名言，说的就是这个意思。因此，在传染性非典型肺炎流行时期，采取必要的预防措施，加强自身保护意识，增强体质，提高机体的免疫能力，是至关重要的。

对于瘟疫的传染途径，中医亦早有认识，如吴又可说：温疫"有天受，有传染"。这里所说的"天"，不是指日月星辰之天体，他补充说："凡人口鼻之气通乎天气"，很明显是指空气，即存在于空气中的致病因子"戾气"；所谓"传染"，则指接触传染而言。清代著名温病学家叶天士对呼吸道传染病的传染途径，说得更加直截了当，他在《温症论治》中说："温邪上受，首先犯肺"。意指外界的温热病邪，自从人体上部口鼻而侵入，肺脏首当其冲，从而出现了肺部的病变，这与传染性非典型肺炎的传染途径颇相吻合，也为本病的预防提供了可资借鉴的古代医学文献。

如前所述，传染性非典型肺炎可归入中医"温病"的范畴，因此对本病的中医诊断和防治，亦可参考"温病"的有关内容。其中清代温病学家叶天士学术思想和诊治经验最有参考和实用价值。叶氏根据温病的传变方式、病位浅深、病程久暂和病情轻重等，创立了"卫气营血"辨证纲领，即将温病分为卫分、气分、营分、血分四个病情发展阶段和证候类型，以指导临床防治和预后判断。卫分证一般出现在温病的初期，其主要症状为发热恶寒，咽喉赤疼，喷嚏，咳嗽，口微渴，苔薄白，舌边尖红，脉浮数等；气分证一般出现在温病的中期，其主要症状为发热较高，口渴，汗多，腹满，便秘，舌苔黄，脉滑数或洪大等；营、血分证一般出现在温病的极期，其主要证候为发热，神识昏蒙，抽搐，或出现斑疹，衄血，咯血，吐血，便血，舌绛少津，脉细数等。以上类型可单独出现，也可交错、合并出现，临床往往不能截然分割。传染性非典型肺炎的中医诊断和辨证，可借鉴上述传统的"卫气营血"辨证纲领，并结合本病在病原、病理和临床表现上的特殊性，灵活掌握应用，应该有所变革，有所创新，有所发展，反映出时代特点。

尤其值得指出的是，清代温病学家吴鞠通在《温病条辨》中提出了"温病死证五大纲"，其中列为首条的是"肺之化源绝者死"。所谓"肺之化源绝"，我们理解当指在病邪的严重毒害下，肺脏的功能竭绝，亦即肺脏宣发和肃降功能俱废，不能主司呼吸，出现呼吸窘迫，面色苍白，口唇青紫，冷汗出，精神萎靡，神识淡漠或不清，甚则气息奄奄的危重征象，如不及时救治，预后十分恶劣，这与西医所说的"呼吸衰竭"颇相吻合。传染性非典型肺炎亦有此危象，吴氏上述观点，可引以参考。

至于对温病和瘟疫的治疗，中医主张辨证施治，并强调因人、因时、因地制宜，这里简略谈两个主要的治疗原则：一是祛邪，即是消除致病因子（病原体）。吴又可曾大声疾呼："客邪贵乎早逐""邪不去则病不瘳"，竭力提倡早发现，早治疗，并将祛邪之法列为首要措施，认为惟有邪退则正安。纵观中医治疗温病和瘟疫的祛邪方法，十分重视"解毒"，如清代医家喻嘉言主张解毒之法应贯穿温病治疗的全过程，尝谓："上焦如雾，升而逐之，佐以解毒；中焦如沤，疏而逐之，佐以解毒；下焦如渎，决而逐之，佐以解毒。"鉴于传染性非典型肺炎的临床特征，我们认为应用中医的"清热解毒"方法，对提高疗效，能起到有益的作用，很值得深入研究。当然，强调"清热解毒"，并不意味着一味地应用寒凉清热之剂，应当以辨证论治为准则，或宣透以解毒，或疏泄以解毒，或渗利以解毒，或清营以解毒，或凉血以解毒，同时清热解毒法还应根据患者病情，与祛湿、化痰、辟秽、活血、益气等药物配合应用。二是扶正，即是扶助人体正气，增强机体抗病能力。因为温热病邪侵入人体后，使体内气、血、津、液等正气不断消耗和损失，特别是津液的损伤更为突出，叶天士曾说："邪热不燥胃津，必耗肾液"，而津液的盈亏存亡，与温病的预后关系极为密切，前人治疗温病有"存得一分津液，便有一分生机"的名论，足见保护和滋养津液在温病治疗上的极端重要性，尤其在温病的恢复期，此法更为常用，这无疑是扶正的重要手段之一。

广东省中医院的经验已初步证明了中医药在防治传染性非典型肺炎中是有所作为的，值得重视。我们深信，在广大中西医务人员和科技工作者的共同努力下，我国一定能消灭这种急性传染病。

（本文与王英、江凌圳合著）

（参考文献从略）

❧ 湿热致疫说 ❧

湿热作为致病因子，其在发病学上的重要意义，古人早有论述，如元代医家朱丹溪尝谓："湿热为患，十之八九"。清代医家叶天士也说："吾吴湿邪害人最广"。王孟英更对其病邪特性做了精辟的论述："热得湿则遏而不宣，故愈炽；湿得热则蒸腾而上熏，故愈横"。足见其致病之广，危害之甚。尤其值得关注的是，近年流行病学调查显示，湿热病在人群中患病率有上升趋势，这显然与全球气候变暖，人们居住环境和生活条件特别是饮食习惯等的改变有很大关系。本文着重探讨湿热与疫病发病的关系，希望在疫病防治上能引起人们对其足够重视，进一步发挥中医学在这方面的特色和优势。

疫病是指具有强烈传染性和广泛流行的一类疾病。其发病，湿热之邪乃是致疫的重要因素之一，这已被长期临床实践所证实。

湿热是由湿与热两邪相合而成，它既可来自外界，又可因机体内在环境不调而成，一般多由"内外相引"（薛生白语）而致人为病。湿热引起疫病，古今文献多有记述。早在《难经》一书中，就明确指出："伤寒有五，有中风，有伤寒，有湿温，有热病，有温病"。其中"湿温"，自然包括具有湿热性质的疫病。元代朱丹溪将大头瘟的发病原因，归咎于"湿热在高巅之上"。又瘴疠乃疫病之一种，究其原因，《济阳纲目》引李氏曰："东南两广，山峻水恶，地湿沤热，如春秋时月，外感山岚瘴雾毒气，发寒热，胸满不食，此毒邪从口鼻入也"。虞抟《医学正传》也说："岭南闽广等处曰瘴气，盖指山岚雾露烟瘴湿热恶气而名之也"。足见湿热秽恶之邪，是其主要致病因素。最令人玩味的是，明代吴又可的《温疫论》，尽管在疫病的病因上极力否定"六淫"和"非时之气"致疫的传统观点，提出了"戾气"致疫的新观点，但从其当时流行的疫病初起有憎寒发热，头疼身痛，甚或舌苔白如积粉来看，显然与感受湿热秽浊之邪不无关系；再则从吴氏所制订的治疫主方达原饮来分析，更是由祛湿清热为主的药物所组成，所以后人将吴氏当时所述的温疫病，归于"湿热疫"的范畴，这是不无道理的。清代医家张石顽尝谓："时疫之邪，皆从湿土郁蒸而发"。林珮琴《类证治裁》亦有同样论述："疠邪之来，皆从湿土郁蒸而发，触之成病，其后更相传染"。均明确指出了湿热与疫病发病的密切关系，可谓言简意赅，切中肯綮。叶天士《医效秘传》结合运气学说，对湿热引起疫病更有重要发挥，并制定了治疗湿热疫的经世名方甘露消毒丹（又名普济解疫丹），其曰："时毒疠气，必应司天，癸丑太阴湿土气化运行，后天太阳寒水，湿寒合德，夹中运之火流行，气交阳光不治，疫气乃行，故凡人之脾胃虚者，乃应其疠气，邪从口鼻皮毛而入。病从湿化者，发热，目黄，胸满，丹疹，泄泻，当察其舌色，或淡白，或舌心干焦着，湿邪犹在气分，用甘露消毒丹治之"。据文献记载，雍正癸丑疫气流行，抚吴使者嘱先生（叶天士）制此方，全活甚众，人比之普济消毒饮。后世用其方治疗瘟黄、疟疾、痢疾、霍乱等病，颇有效验。薛生白、吴鞠通、王孟英等温病学派诸大家，对湿热所致的温病（含温疫）亦有不少阐发，如薛氏《湿热条辨》对湿热病的证治堪称条分缕析，颇切实用；吴氏《温病条辨》制订了治疗湿温的三仁汤、加减正气散、黄芩滑石汤、茯苓皮汤等名方，流芳后世；尤其是王氏《随息居重订霍乱论》不仅在霍乱病因上提出"臭毒"（实指湿热秽毒之邪）的新观点，而且创制了清热祛湿，辟秽解毒的连朴饮、黄芩定乱汤、燃照汤、蚕矢汤等治疗本病，获效甚多。此外，在疫病预防上，古人也十分重视清热祛湿，辟秽解毒之法，如《济阳纲目》载："凡疫病初起之时，用藿香正气散煎一大锅，每人服一碗，以防未然。"刘草窗亦谓之曰："未病之人三五日一服，却疫捷法"。凡此，均为"湿热致疫"的观点提供了理论和实践依据，影响深远。

联系现代临床实际，由湿热引起的急性传染病，可涉及流行性感冒、病毒肝炎、流行性乙型脑炎、流行性出血热、钩端螺旋体病、细菌性痢疾、伤寒、疟疾、带状疱疹等多个病种。以流行性感冒为例，其中以恶心、呕吐、泄泻等胃肠道症状为主者，多与感受湿热有关，常以宣化湿热而取效。如毛氏自拟"湿感汤"治疗南方地区感冒（含流感）136 例，其组方为藿香 10 克，防风 6~10 克，厚朴 6~10 克，法半夏 10 克，茯苓 15 克，苡米仁 20 克，杏仁 10 克，桔梗 6~10 克，白蔻仁 6 克，淡竹叶 10 克。治疗结果痊愈 133 例，无效 3 例。认为南方地处沿海，气候炎热，易致热蒸湿动，故感冒易夹湿邪。湿感汤是以藿朴夏苓汤与三仁汤化裁而成，能宣上、畅中、渗下，使湿邪得祛，热邪得清而病自愈。我院已故名医潘澄濂研究员治疗"胃肠型"流感，一般采用芳香化湿法，药用藿香叶、苡仁、半夏、茯苓、佩兰、豆卷、黑山栀等常获良效；对于五、六月梅雨季节的流行性感冒，症见中等度发热，肢体倦怠，胸腹痞闷，舌苔白腻或微黄而腻，脉濡细，潘老仿达原饮化裁，药用厚朴、槟榔、藿香、黄芩、知母等随证加减，不三四日即可使热解病却。又如流行性乙型脑炎，中医认为其病因多系感受暑湿疫毒之邪。盖夏秋季节，天暑地湿，湿热蒸腾，人在气交之中，体怯者着而为病。小儿由于气血未充，脏腑娇嫩，故发病率较高。已故名医蒲辅周针对本病常暑热夹湿为患，提出了"通阳利湿法"作为治疗本病的重要方法，临床上对辨证为湿热并盛者选用杏仁滑石汤、加减正气散出入；热胜于湿者选用三石汤；湿胜于热者选用三仁汤、薏苡竹叶散加减。笔者曾于 20 世纪 60 年代参加"乙脑"的临床研究，深感湿热与本病的发病有很大关系，课题组制订了"渗湿汤"（藿香、郁金各 6 克，石菖蒲、青蒿各 3 克）与白虎汤、清营汤等方随证加减，收到了满意的效果。再如流行性出血热，其发病有地域性，多发生于低洼潮湿，杂草丛生，水位较高，雨量充沛的地带，显然湿热疫毒是其重要的致病因子。靳氏等用清热解毒祛湿法治疗本病 80 例，分毒邪在气营和毒热夹湿两型，前者采用清热解毒，凉血活血，佐以利湿，方用清热解毒汤（板蓝根 50 克，金银花 30 克，生石膏 60 克，知母 15 克，生大黄 6 克，丹参 30 克，生甘草 10 克，玄参 30 克，白茅根 60 克），日服 1~2 剂；后者治以清热化湿，解毒活血，方用甘露消毒丹加板蓝根、丹参。治疗结果：78 例痊愈（占 97.5%），2 例死亡（占 2.5%），平均住院 15 天。举凡这些，充分说明湿热在疫病发病学上的重要地位以及清热祛湿解毒等法在疫病治疗上的重要价值。

尤值得一提的是，对近年出现的传染性非典型肺炎（SARS）、人禽流感疫情的理解，根据其临床表现，不少医家认为其发病与湿热密切相关。如邓铁涛氏以广东省中医院对 112 例 SARS 患者的临床观察和初步总结为依据，认为本病是由戾气、湿、瘀、毒、虚所致，病机以湿热蕴毒，阻遏中、上二焦，并易耗气夹瘀，甚则内闭喘脱为特点，系春温病伏湿之证，属于湿热疫病的范畴。孙氏综述了有关文献，认为 SARS 应分期论治，临床可分早期、中期、极期和恢复期，而湿热阻遏、湿热蕴毒、湿热壅肺，湿毒未尽分别是各期的重要病机之一，可见湿热之邪，在病程中一以贯之；在治疗上可随证选用三仁汤、甘露消毒丹、蒿芩清胆汤、李氏清暑益气汤等方。中医对人禽流感的病因，认为其与湿热也有一定关系。卫生部出台的《人禽流感诊疗方案》（2005 版修订版）将清热祛湿类方药作为本病的治疗方法之一，可随证选用藿香正气丸（或胶囊）、葛根芩连微丸等。

最后须强调指出的是，既往在新药研制开发上，对治疗湿热病证一类方药虽取得了一定的成绩，但还需进一步深入研究，诸如达原饮、三仁汤、藿朴夏苓汤、甘露消毒丹、茯苓皮汤等传世名方，尚有待进一步研制开发（包括剂型改革），这无疑是防治疫病上的重要举措，也是发挥中医药特色和优势的重要内容，应该引起医药界的高度关注和重视。

（参考文献从略）

略论解毒法在疫病治疗上的作用

中医治疫源远流长，经验十分丰富，究其治法，大体包含祛邪与扶正两大方面，其中解毒之法，堪称是祛邪法中重中之重，常贯穿疫病治疗的始终。

一、毒邪在瘟疫发病学上的地位

毒邪与瘟疫发病的关系，《素问遗篇·刺法论》对疫病的预防早就提出要"避其毒气"，可见已将毒邪的侵袭作为瘟疫发病的主因。汉·张仲景《金匮要略》所列"阳毒""阴毒"之病，从其"面赤斑斑如锦纹，咽喉痛"等症状来看，现代不少医家认为是属于瘟疫范畴的病证，如国医大师何任教授指出："阴阳毒病，乃疫疠邪毒由口鼻侵入人体，直中营血而出现肌肤发斑、咽喉疼痛等症候的病证。"著名中医学家潘澄濂研究员认为是指发疹（斑）一类急性传染病如猩红热、败血症等。仲景以"毒"名之，寓意深刻。晋·王叔和《伤寒例》尝谓："寒毒藏于肌肤，至春变为温病，至夏变为暑病"，即是将"寒毒"作为导致伏气温病（含温疫）的基本因素。《诸病源候论》对时气病（指能引起流行的急性传染病）的病因，大都责之于"毒气"所为，如"时气疱疮候"中说："热毒内盛，则多发疱疮……若根赤头白者则毒轻；若色紫黑则毒重。"宋·陈言《三因极一病证方论》指出："天行之病，大则流毒天下，次则一方。"突出了"毒"在疫病发病学上的重要地位。

明清以降，温病瘟疫学说有了很大发展，对其病因的认识，更有突破性的进展。如明·吴又可《温疫论》倡导"戾气"（疠气、杂气）致疫学说，指出："天下秽恶之气，至疫则为毒极矣。"而戾气毒性的强弱，又决定着病证的轻重缓急，如说："因其毒甚，传变亦速"，"热伤津液，此疫毒之最重者"。并强调疫病流行之微甚，关乎"毒气所钟有厚薄也"。清·邵登瀛《瘟毒病论》继承了吴又可的病因观，谓"疫感天地之疠气，故有大毒。"又说："毒轻者愈，毒化者亦愈，毒重者危，毒陷者死。"尤怡《金匮翼》再次强调"天地之疠气也，最为恶毒。"杨栗山《伤寒温疫条辨》也说："杂气者，非湿、非暑、非凉、非寒，乃天地间另有一种疵疠旱潦之毒气。"以上三家对疠气的性质均以"毒"视之，可谓深得吴氏的精蕴而又有发挥。余霖《疫疹一得》更直截了当地指出："瘟即曰毒"。陈耕道《疫痧草》在论述烂喉痧的病因病机时说："疫毒自口鼻吸入……着于肺胃，肺主咽喉，故疫痧多见烂喉也。至于神昏，其疫毒已陷心包。"尤其值得一提的是，王孟英《随息居重订霍乱论》将霍乱的病因归咎于"臭毒"，而臭毒之产生，乃"人烟繁萃，地气愈热，室庐稠密，秽气愈盛，附郭之河，藏垢纳污，水皆恶浊不堪"使然。由是观之，医家对瘟疫发病与"毒"的关系，可谓代有阐发，其理益明。

二、解毒法在疫病治疗上的意义

基于上述，中医治疫历来注重解毒。如仲景《金匮要略》以升麻鳖甲汤主治"阴阳毒"，方中主药升麻，《神农本草经》谓其"主解百毒，辟温疾瘴气邪气"。可见本品功擅解毒疗疫。受其影响，唐宋时期治疗温病瘟疫的不少名方如《外台秘要》地黄汤、七物升麻汤，《伤寒总病论》知母石膏汤、石膏葱白汤，《阎氏小儿方论》升麻葛根汤等，其组方中均用升麻。金元时期，温病学的开山鼻祖刘河间治疗温病（含温疫）很重视清热解毒，所制防风通圣散有显著的清热解毒之效。王孟英盛赞"刘河间创立清热解毒之论，有高人之见，异人之识，其旨既微，其意甚远"。明清时期，运用解毒法治疗瘟疫有了重大进展，邵登瀛《瘟毒病论》专列"疫重解毒"篇，强调"古人治疫，全以解毒为要"。诚得治疫之真谛。这里尤其值得一提的是，喻嘉言《尚论篇》明确指出治疫"急以逐秽为第一义。上焦如雾，升而逐之，兼以解毒；中焦如沤，疏而逐之，兼以解毒；下焦如渎，决而逐之，兼以解毒。"其解毒之法，于上、中、下三焦之病证，一以贯之。迨余霖《疫疹一得》出，更把解毒的理、法、方、药推向极致，创制清瘟败毒饮熔白虎、黄连解毒、犀角地黄三方于一炉，其清热解毒之功效卓著，治验多多。据余氏自述："乾隆戊子年，吾邑疫疹流行，初起之时，先恶寒而后发热，头痛如劈，腰如被杖，腹如搅肠，呕泄兼作，大小同病，万人一辙。有作三阳治者，有作两感治者，有作霍乱治者，迨至两日，恶候蜂起，种种危症，难以枚举，如此而死者，不可胜计，良由医者固执古方之所致也。要之执伤寒之方以治疫，焉有不死者乎？是人之死，不死于病而死于药，不死于药而死于执古方之医也。疫症乃外来之淫热，非石膏不能取效。且医者意也，石膏者寒水也，以寒胜热，以水胜火，投之百发百中。五月间，余亦染疫，凡邀治者，不能亲身诊视，叩其症状，录方授之，互相传送，活人无算。癸丑京师多疫，即汪副宪、冯鸿胪，亦以予方传送，服他药不效者，俱皆霍然。故笔之于书，名曰清瘟败毒饮。"又林珮琴《类证治裁》概括前人治疫经验，一言以蔽之曰"总解温热时行内外热毒。"可谓言简意赅，得其要领。观历代治疫名方，诸如荆防败毒散、三黄石膏汤、犀角地黄汤、黄连解毒汤、普济消毒饮、人中黄丸、散瘟汤、五瘟丹、治疫清凉散、神犀丹、黄芩定乱汤、清热解毒汤、清瘟败毒饮、甘露消毒丹、治疫解毒汤、银翘散、化斑汤、清营汤等，其组方均突出解毒，无怪乎上述不少方剂以解毒、消毒、败毒名之，其用意可想而知。现代治疗急性传染病如流行性感冒、流行性腮腺炎、细菌性痢疾、带状疱疹、流行性出血热、流行性乙型脑炎、流行性脑脊髓膜炎、急性病毒性肝炎、传染性非典型肺炎（SARS）、手足口病等，仍广泛应用解毒之法，取得了显著疗效。如笔者 20 世纪 60 年代曾参加"乙脑"的防治研究，课题组制订了银翘 1 号（银花、连翘、菊花、薄荷、鲜芦根、大青叶）、白虎 2 号（生石膏、知母、银花、连翘、大青叶、鲜芦根、生甘草）、玉女 3 号（生石膏、知母、鲜芦根、鲜石斛、连翘、银花、生甘草）和营宫 4 号（鲜生地、丹皮、银花、菖蒲、黄连、玄参、竹叶、麦冬）四个处方，均以解毒为重点，分别适用于卫分证、气分证、气营两燔证和邪入营分或逆传心包证，获得了良效。

我们曾对国内所报道的 127 个治疗流行性腮腺炎的方剂组成药物进行了统计，结果发现内服药物中板蓝根、连翘、黄芩、银花、柴胡、甘草、僵蚕和牛蒡子；外用药物中大黄、青黛、冰片、黄柏最为常用；又统计了 20 余个治疗小儿病毒性肺炎单验方的组成药物，发现使用频率最高的是黄芩、银花、贝母、连翘、鱼腥草等药。不难看出清热解毒在急性传染病治疗上的重要地位。近贤黄星垣教授曾提出"邪毒致热说"，认为温病毒寓于邪，毒随邪入，热由毒生，毒不去则热不除，变必生，治须紧紧抓住解毒一环，并贯彻于治疗的全过程。这个观点的提出，使解毒法在急性传染病临床上的应用，愈来愈引起人们的重视。

还需要说明的是，由于疫病有寒疫和热疫之分，因此在解毒法的应用上，亦当讲究辨证用药，应区分散寒解毒与清热解毒两大类，前者的代表方剂如荆防败毒散、五积散、圣散子等，后者的代表方剂如银翘散、黄连解毒汤、清瘟败毒饮等，两者不可偏废，不能将解毒法仅囿于"清热解毒"一面，这点是有过历史经验教训的。如圣散子是古代治疫名方，据史料记载，苏东坡曾为此方作序，极力推荐其效，并编入《苏沈良方》，于是是方名声大震，天下通行。殊不知苏公谪黄州，尚在六十三甲子，湿土运中，是以方必大效。至五十岁后，又值六十四甲子，相火之运，故至辛未永嘉瘟疫被害者不可胜数。究其有效有不效之原因，实由于本方药味多为辛温之品，功擅散寒祛湿解毒，故宜于寒疫，若误投热疫，不啻火上加油，必致偾事。由是推断，上文所说的辛未永嘉瘟疫，服本方致死者不可胜数，此必是年流行的是热性瘟疫，故非独不效，而反大害也。又如清·雍正癸丑疫病流行，抚吴使者嘱叶天士制甘露消毒丹，全活甚众，时人比之普济消毒饮。考是年流行之疫，乃湿热疫毒为患，故此方有效。解毒法须对证投剂，明矣！

三、研制中医解毒治疫新药前景广阔

中医解毒方药异彩纷呈，潜力很大，既往虽有双黄连、清开灵、茵栀黄口服液等面世，但今后仍须加强开发与研究的力度，希冀研制出更多更好的新药，以适应时代的需求。如《肘后备急方》所载破棺千金煮汤，云"治时行气垂死。"药仅苦参一味，力专效宏，很值得深入观察和研究之必要，也许能研制出治疫的高效新药，犹如根据《肘后备急方》青蒿治疟的记载，研制成抗疟新药青蒿素一样，意义非同小可。又如《吴鞠通医案》所载代赈普济散（桔梗、牛蒡子、黄芩、人中黄、荆芥、银花、蝉蜕、马勃、板蓝根、薄荷、元参、大青叶、大黄、连翘、僵蚕、射干），观其组方，其清热解毒作用实较普济消毒饮、银翘散更强，且方中板蓝根、大青叶等药物现代药理研究已证实有较好的抗病毒作用，因此本方似更适合于病毒感染性疾患，极具开发价值。

总之，中医应用解毒法治疗疫病的特色和优势，在今天防治急性传染病上仍有着重大实践意义，应引起高度重视和深入研究。

（参考文献从略）